IPラーニングシリーズ

IP
インタープロフェッショナル

保健・医療・福祉専門職の
連携教育・実践

❸ はじめてのIP
連携を学びはじめる人のためのIP入門

大嶋伸雄　編著

協同医書出版社

編著者

大嶋伸雄（東京都立大学名誉教授／大阪河﨑リハビリテーション大学大学院リハビリテーション研究科、教授）

執筆者（五十音順）

石川さと子（慶応義塾大学薬学部薬学教育研究センター、准教授）

小野敬済（東京大学大学院新領域創成科学研究科、特任研究員）

木村圭佑（公益財団法人豊田地域医療センターリハビリテーションセンター、主任・理学療法士）

金　寿蓮（東京都立大学健康福祉学部放射線学科、特任准教授〔社会福祉士〕）

小橋孝介（鴨川市立国保病院病院長〔内科・小児科、医師〕）

下岡隆之（帝京平成大学健康メディカル学部作業療法学科）

Edgar Meyer（Leeds University, Business School, Professor）
　翻訳：矢嶋真希（社会福祉士）
　監訳：大嶋伸雄

Michael Palapal Sy（ZHAW Zurich Unversity of Applied Sciences, School of Health Sciences, Institute of Occupational Therapy, Senior Researcher）
　翻訳：大嶋伸雄

推薦の序

　諸専門職が一緒に学ぶことが、よりよい協働をもたらすとは、WHOの明言するところです[1]。日本の大学における多職種連携教育（IPE：Interprofessional Education）の先駆者が述べていることを、より簡略に述べれば、次のように言い表せます。

　『専門職が、共に、お互いから、お互いについて学ぼうとしなければ、相互の信頼と尊敬を養うことは難しい。互いの教育と実践の比較から類似性と違いを見いだし、専門知識を結び合わせて、当事者、家族、地域社会の複雑なニーズに、一つの専門職の限界を超えて応じることも、同様である』

　日本各地で起こった多職種連携の運動が合流し、それを担う世代として学生や教員たちが成長しつつある時に、彼らと経験を共有する責任が、先駆者たちにはあります。この難しい課題に、本シリーズ5冊の編著者と執筆者たちは応えようとしています。

　実践での協働を進めるためのIPEは、チームワークが普及するに従って広がっています。人口構成が高齢化する中で、人生の質を支える医療の分野では、それはとりわけ顕著です。政府の支持を得て、他国の経験に依拠しながら、専門職が連携して働くことに焦点をあてた教育を、日本の大学は編み出してきています。そこでは、厳密な教育評価がなされています。見いだされた知見は、国内外の学生、教員、大学の間で、広く誠実に共有され[2-4]、オリジナルな研究ツール[5]と概念の枠組み[6]が生まれています。

　日本と英国の交流は当初から、学生の相互訪問、教育カリキュラムの共同開発、プロジェクトの評価、翻訳など、創造的に進められてきたことが特徴です[7,8]。

　"All Together for Better Health"という国際学会が2年に一度開催されています。その第6回は2012年に神戸学院大学で開催され、日本インタープロフェッショナル教育機関ネットワーク（JIPWEN：Japan Interprofessional Working and Education Network）[9]と、日本保健医療福祉連携教育学会（JAIPE：Japan Association for Interprofessional Education）[10]が主催しました。このイベントよって日本は、多職種連携の国際的なコミュニティの心をつかみました。テーマは「新たなる地平を拓く：IPEと協働実践の多様性と特徴（Exploring New Horizons：Diversity and Quality in Interprofessional Education and Collaborative Practice）」という時宜にかなったもので、太平洋を越えた多職種連携の発展に日本が参画する宣言でした[11]。日本と太平洋を挟んだ隣人との協働は、その後の5年間に速度を増し、IPEはいたるところに肥沃な土壌を得るに至りました。

　多職種連携を進める世界的な運動は、日本もその重要なメンバーに加わって、以下の主張を繰り広げています。すなわち、一つの学問分野として認識されるために、確固とした基準に基づく規範と、一貫した理論的枠組に根ざして、多様で変化し続けるニーズに応じ

ながら、基本原則を柔軟に適用し、限りある資源を節約し、新しい専門職教育によって患者へのケアの変化を促そうとしているのです[12-14]。

全5冊からなる本シリーズは、この大志を実現するために、太平洋を超えたパートナーシップによって日本で生み出された、実例といえる作品なのです。

Hugh Barr
President
CAIPE：the Centre for the Advancement of Interprofessional Education
London, UK

引用文献

1) World Health Organization (WHO)：Learning together to work together for health；report of a WHO Study Group on Multiprofessional Education of Health Personnel；the Team Approach. WHO, 1988.
2) Endo K, Magara A et al.：Development and practice of interprofessional education in Japan；modules, sharing, spreading. Niigata University of Health and Welfare with others, 2012.
3) Maeno T, Takayashiki A et al.：Japanese students' perception of their learning from an interprofessional education program；a qualitative study. International Journal of Medical Education 4：9-17, 2013.
4) Ogawa S, Takahashi Y et al.：The Current Status and Problems with the Implementation of Interprofessional Education in Japan；An Exploratory Study. Journal of Research in Interprofessional Practice & Education 5：1-15, 2015.
5) Sakai I, Takahashi Y et al.：Development of a new measurement scale for interprofessional collaborative competency；a pilot study in Japan. Journal of Interprofessional Care 31：59-65, 2017.
6) Haruta J, Sakai I et al.：Development of an interprofessional competency framework in Japan. Journal of Interprofessional Care 30：675-7, 2016.
7) Barr H, Koppel I et al.：Effective Interprofessional Education；Argument, Assumption and Evidence. Blackwell, 2005.
8) Freeth D, Hammick M et al.：Effective Interprofessional Education；Development, Delivery and Evaluation. Blackwell, 2005.
9) Watanabe H, Koizumi M (eds.)：Advanced Initiatives in Interprofessional Education in Japan. Springer, 2010.
10) Takahashi H, Watanabe H et al.：Foundation of the Japan Association for Interprofessional Education (JAIPE) [Forman D, Jones M et al. (eds.)：Leadership and Collaboration；Further Developments for Interprofessional Education]. Palgrave Macmillan, 2015, pp47-67.
11) Lee B, Celletti F et al.：Attitudes of medical school deans towards interprofessional education in Western Pacific Region countries. Journal of Interprofessional Care 26：479-483, 2012.
12) Barr H：Interprofessional Education；the Genesis of a Global Movement. CAIPE (Online). 〈https://www.caipe.org/resources/publications/barr-h-2015-interprofessional-education-genesis-global-movement〉, 2015.
13) Frenk J, Chen L et al.：Health professionals for a new century；transforming education to strengthen health systems in an interdependent world. The Lancet 376：1923-1958, 2010.
14) World Health Organization (WHO)：Framework for action on interprofessional education and collaborative practice. WHO, 2010.

1987年に設立された英国のCAIPE（IPE推進センター）は、国内外の法人、個人、学生、そしてサービス対象者などのメンバーシップで構成された独立の組織です。CAIPEはそれらのメンバーと協力し、彼らを通じて連携協働を改善し、それによってケアの質を向上させるためにIPEを促進し、開発、支援などを行っています。このようにCAIPEは、英国および国際的にIPEの発展に重要な影響力を持つ機関です。

　IPEを推進しようとしている日本の大学とCAIPEとの関係は、2003年、ある日本の大学からCAIPEへ送られてきた簡潔な電子メールから始まりました。メールの内容は、CAIPEとIPEについての問い合わせでした。それ以来、CAIPEおよび英国の大学メンバーと日本の大学との関係は、強固で永続的なIPEパートナーシップへと発展しました。

　その最初の電子メールをきっかけに始まったCAIPEと日本の大学との学術交流は、その後、徐々に英国へIPEの見学に訪れるようになった日本の大学スタッフたちのために、英国でIPEをうまく学べるようにというCAIPEの支援的配慮によって継続的に続きました。日程や研修内容が調整され、合理的にマネジメントされた日本人教員の英国におけるIPE研修の基盤が整備されたのです。その結果、日本から多くの大学スタッフが、IPEを実践している英国の大学や病院、地域に配置された国民保健サービス（NHS）機構関連施設などを訪問し、研修や学術的交流を行っています。さらに、日本の臨床における専門家やグループによる訪問も後を絶たず、ほぼ定期的な年次行事のような様相を示しています。また、個別の大学スタッフや臨床家、研修希望者などもしばしばCAIPEを訪問しています。

　しかしながら、こうした訪問は決して一方通行ではなく、日本のIPE探求者たちによる英国訪問を快く引き受け受けた英国人教員たちも、双方の知識や経験、新しいアイデアを共有し、日本における多数の大学でのIPE開発を支援するために日本へ招待されました。つまりIPEを基盤とする国際的な相互交流が始まったのです。

　こうした相互訪問の経験を通じて、実に多くのものが共有され、そしてお互いと共に、お互いから、お互いについて学び合うことができました。この二国間の関係では実際に、教員交流、学生交流、英国と日本の大学におけるIPEの共同カリキュラム開発や、共同研究プロジェクトなどがもたらされ、双方の大学・臨床機関とその関係者が共に豊かな知識と体験を得ることになりました。

　一方で、日本のIPEは急速に発展したように思われます。それを支えているのは、国や地方自治体による研究資金による援助だと考えています。IPEを発展させるために、これまで日本側で選択されたアプローチはよく考えられ、非常に思慮深いものばかりでした。

日本でのこれまでのIPEのための企画は、小規模ながら非常によく計画が練られており、準備などの詳細も知れば知るほど印象的なものばかりでした。

　IPEにおける開放的な新しいアイデアや、さまざまなやり方を試みる高い意欲は、教育の改善のための絶え間ない精進によって支えられます。それは、日本におけるIPEの重要な特徴である継続的な研究と、質を重視する評価にも反映されています。しかも、このすべては、IPEの世界的な拡大の中で行われており、教育者や専門職者たちは世界中の国々からIPEへの洞察を求めてきました。経験や価値を共有すること、アイデアや知識を交換し、開発すること、世界中のさまざまな状況や文化に直面している課題の類似性を教育者や専門職らは認識しています。しかしながら、IPEがどのように進められているのかは、その文脈によって大きく異なります。国や地方特有の要因や、固有の文化は、IPEの開発を促進するために国際的な視点を用いることの重要性が示されていますが、まずは地域の状況において行動することが一番重要です。つまり、それこそがこのIPEシリーズが刊行された大きな理由であり、大変タイムリーな本であると考えます。

　教員、学生、臨床家のいずれであろうと、IPEの実践に携わる人々は、容易にアクセスすることが可能で、有益な情報に富んだ、かつ実用的な知識を必要とします。これまで日本で出版されたIPEに関する書籍は、英語から翻訳されたもの（CAIPE関連のテキスト）が2冊ありましたが、本シリーズは日本の教育者、専門職、専門学生のための最初のIPEテキスト・ブックであり、これまでのIPEにおける蓄積とIPEの重要なプロセスとを提供しています。

　このシリーズは協働による臨床実践能力を育成するIPEを開発し、そして提供するという挑戦的な課題で模索している人々にとって、大きな助けとなるでしょう。そして、IPEを提供する教育機関、臨床におけるサービス提供者、および専門職者たちにとって必要不可欠な財産になるはずです。

Helena Low
International Liaison
CAIPE：the Centre for the Advancement of Interprofessional Education
London, UK

はじめに

「温故知新」とは『論語』で述べられている言葉で、つい最近の某学会のテーマに用いられ、"古い事柄も新しい事柄も、よく知っていて初めて人の師となるにふさわしいの意"と広辞苑は説いております。

地球と人類の歴史が織りなしてきたさまざまな事柄は正に現代と未来への知恵と知識の宝庫、かけがえのない架け橋であることは疑いありません。私たちは今、21世紀という時代に立って抱えきれない膨大な過去の遺産のほんのわずかを携えて、人類が今までに遭遇したことのない未来という扉の向こうを覗き始めています。"過去の何を、そしてこれからの新しい何を、よく知っていて…"というこの文言は、いかにもずしりと重く響きます。

本著執筆の理由

今回、私たちはかねてから課題として取り組んで参りました本著書き下ろしの作業を、ひとまず終了へとこぎつけることができました。何を知り、何ができるからこの著を書いたなどとの思いは微塵もありません。ただ気づきますことは、保健・医療・福祉に関連する職種は50種以上に及ぶという現状です。必要に応えて専門職が用意される社会であることはありがたいことです。と同時に、そこに必要となる倫理、職業的、社会的ルールは必要になります。

これらの職種増の一因とも考えられる"リハビリテーション"が日本に紹介されましたのは昭和30年代で、リハビリテーションには医学的、職業的、社会的、心理的、教育的リハビリテーションがあり、この用語の元々の意味には"一度失った位階、特権、財産、名誉を回復すること、健康な状態に回復すること"とあります[1]。この「回復」の二字こそリハビリテーションの基本の精神、人権の回復につながるものと教えられました。上記の各領域に共通する"人間の基本的人権の尊重"が生かされることこそ、保健・医療・福祉のサービスを成功裡に導く鍵と考えます。次に福祉関連職増の要因は高齢社会を迎えたからといえますが、行政をはじめ、社会的にも準備が追いつかず、特に人材育成、補充、質上げの課題があります。質上げの問題は全関連職共通の、そして常時の課題であり、「連携」の目指す目標でもあります。

共に働く保健・医療・福祉の職員が相互の職の使命、特徴を尊敬し、何よりも最善のサービスが対象者個人に届くためには、私たちはまだまだ相互に学び、人に仕える精神も技も連携法も学ばねばならないと自覚いたしております。

保健・医療・福祉関連職　欧米における胎動

　1940年代に"リハビリテーション医学"がすでにNYU（ニューヨーク総合大学）で開始されていましたが、米国における各関連職の多くはもちろんそれ以前に発足しており、1960年代に入りますと"医師の独走時代は終わった"とのフレーズが目に入り、新しい時代の風を衝撃的に受け止めました。1968年にASAHP（Association of Schools of Allied Health Professions）が組織されています。1969年に筆者が留学しました折はCAHEA（Committee on Allied Health Education and Accreditation）について知ることができ、ここに登録されている職種が当時29種あることもわかりました[2,3]。これを機に米国の保健・医療・福祉の専攻課程を持つ大学を選び、コア・カリキュラムの可能性について学んでみました。次に1975年に北欧を中心にドイツ、英国を加えて6か国の保健・医療・福祉関連職の教育体制、コア・カリキュラムの現状、需要と供給の関係、教員養成の状況などの視察研修（3か月）の機会を得ました。1975年における欧州の国々はそれぞれの歴史と特徴ある専門職を持ちながら、Allied Health Educationへの着手は萌芽期であるとの印象を受けました[4]。特に教員不足は深刻で、常勤は1名のみで非常勤、兼任が多いことは驚きでしたが、日本の場合もこれに重なります。一つの専門職がどのように成熟していくかについては、やはり行政との関わり、理解により、また専門職団体自身の動きにも当然ながら大きく関わることも学びました。コア・カリキュラムの施行については理学療法士、作業療法士に限りますが、デンマークのオーデンセ、英国のロンドン、スウェーデンのヨーテボリなどの教育機関で、コア・カリキュラムが試行段階で始められておりました。

　デンマークと英国は厚生省の関わりで大きな期待が寄せられており、教職員の関心も大きなものがありました。ロンドンのキングスカレッジは3年制から4年制への動きに初挑戦と伺いました。この時から40年余りを経ていますが、その後の英国での活躍は目覚ましく、本著にも紹介されている通りです。

　では、日本ではどうであったかといいますと、医療から生活への移行を旨とするリハビリテーションのように、医師や看護師のみならず、療法士や社会福祉職といった多職種の効果的な働きが必要とされる現場では「チームワーク」あるいは「チームアプローチ」という考え方は従来からありました。そして、リハビリテーションをとりまく社会情勢の変化に合わせて、医療と福祉の職員も地域へと進出していく気運が強くなってきました。その結果、熱心に取り組む大学は2000年に入り現れ始め、"日本保健医療福祉連携教育学会（JAIPE）"も2008年11月に発足し、会員の皆様のご活躍が報告されております。もちろん、周知されていない多くの軌跡があることに言及できませんところはお許しいただきたく存じます。

　「連携教育」は、ただ多職種にわたる専攻科の学生が一緒に机を並べて学ぶということではありません。もちろん他学生の専攻する専門職についての理解を深めることは必要で

す。そのうえで、お互いの優れた専門性が最善の質と量と順位で対象者に届けられるかについて、必要な認識、知識、技術、心掛け、連携力を培うことを学べる教育現場、実践現場が必要だという認識の共有が問われていると思います。

本シリーズの紹介

全5巻から成ります本シリーズの構成は、概論、教員向け、学生（初学者）向け、臨床家向け、事例集というスタンスから成り立つよう考えました。

なにぶん"連携教育"といいましても、「連携教育学」なる論は無く、「原則」といいましてもその明言は無く、あるものは「現象と実践」という日本の現状からの執筆でありました。一方、すでにIPE、IPC（Interprofessional CollaborationもしくはIPW：Interprofessional Work）の教育体制を整えておられる英国の範に習い実践を重ねたうえでの内容も（特に本シリーズ③において）紹介されております。本シリーズ①から④では各章の内容を把握しやすくするために、章の冒頭に「本章のポイント」を設けています。また5巻それぞれの特徴を活かし、キーワードや学習のポイント、トピックなど、学習の手助けになるレイアウトを考慮いたしました。

さらに、5巻それぞれの内容で相互に関連性がある箇所には「リファレンス（★マーク）」を設け、シリーズ全体を使った総体的な学習も可能となっています。

また、本シリーズのタイトルにもなっている「IP（Interprofessional）」という用語については、日本国内でもまだ翻訳が統一されていないのが現状です。主にIPEは「多職種連携教育」「専門職（間）連携教育」、IPC（IPW）は「多職種連携協働（実践）」「専門職（間）連携協働（実践）」と訳されることが多いですが、未だ統一された見解はなく、今後こうした課題の解決は急がれます。しかし、IPE、IPC（IPW）どちらにおいても重要なのは、自らの専門性という枠組みを超えて思考する、つまり「IP（インタープロフェッショナル）」な考え方を身につけるということです。『ラーニングシリーズ IP（インタープロフェッショナル）～保健・医療・福祉専門職の連携教育・実践～』という本シリーズのタイトルには、そうした思いが込められています。

また、本著の性質から、多職種にわたる著者の皆様、またその道の先生方のお力添えを頂戴いたしました。この点につきましては今後、さらに多くの先生方のご活躍、ご教示を頂戴できますことを願っております。

明日という日に向けて

2014年6月に「医療介護総合確保推進法」が成立し、国は2025年を見据えて「地域医療構想」を策定しています。今後急性期機能中心から回復期機能への転換が見込まれるとなれば地域における医療介護の総合的な取り組みが必要となります[5]。

保健・医療・福祉関連職員は、みな一致協力体制をとることになりますが、これは異なる職種の専門性が融合するということではなく専門性のより優れた"質"を、より優れた協働、協調の精神と方法手段のもと、個人のニーズにお届けするということであると考えます。

　受けた専門職の教育を胸に巣立つ、卒業生のためにも、現場を担う多くの関連職員教員のためにも、それぞれの専門職の使命が力強く、温かく連携の成果を届けられるよう願います。本著の目標は、ひとえにこのゴールを目指しております。

　今後、この連携の目標に向かっての教育、臨床、地域の実践現場における勉学も研究も、一層しっかりと構築、発展していきますことを心より祈念いたします。

おわりに

　甚だ不十分ながら、著者それぞれが、これまで置かれてきた立場と現場での実践から執筆させていただきました。皆様のご指摘、ご支援をいただきまして、さらに充実する改版へと進められますよう願いまして、この初版を世に送らせていただきます。

　本著出版にあたりましては、協同医書出版社社長中村三夫氏のご指導、ご担当の宮本裕介氏のお骨折りをいただきました。執筆者一同心より御礼申し上げます。

矢谷令子

引用文献

1) 砂原茂一：リハビリテーション．岩波書店，1980．pp57-74．
2) The council on medical education of the AMA：Allied Medical Education Direforg, 1974.
3) Farber NE et al.：Allied Medical Education. Charles C Thomas Publisher, 1989.
4) 矢谷令子：ヨーロッパ作業療法教育の動向．理学療法と作業療法 11：271-277．1977．
5) 坂上祐樹，迫井正深：地域医療構想について．公衆衛生情報 46(4)：3-9, 2016．

本シリーズの特徴

①IPの基本と原則

　IPを学ぶうえで欠かすことのできない基本的な知識や、IPが今求められている背景、なぜIPが必要なのかを詳細に解説しています。学生、臨床家、教員にかかわらず、IPに関心がある全ての人にとって必須の基本書となっています。

②教育現場でIPを実践し学ぶ

　主に保健・医療・福祉専門職を養成する学校の教員の方を対象としています。それぞれの学校でIPEを推進し、学生へ連携を教授する方法が詳細に解説されています。教員のみならず、臨床家や学生がさらに発展的にIPを学んでいく際にも活用できます。

③はじめてのIP　連携を学びはじめる人のためのIP入門

　主に学生・初学者の方を対象にしたIPの入門書です。IPE、IPC（IPW）、連携といった言葉に関心はあるけれど、何から勉強すればよいかわからないという方は、①と共にまずはこの本から学びはじめることがお勧めです。

④臨床現場でIPを実践し学ぶ

　すでに臨床現場で働いている専門職の方を主な対象としています。それぞれの現場で連携を実践し、さらに周りの専門職と一緒にIPを実践しながら学んでいくための方法が数多く紹介されています。また、全国各地でIPC（IPW）を実践されている現場の臨床家の方たちの実践報告も数多く紹介されています。

⑤地域における連携・協働 事例集　対人援助の臨床から学ぶIP

　20の事例をきっかけに連携について考え、学ぶことができる事例集です。学校教育や臨床現場でのディスカッションの材料として幅広く使用することが可能で、IPを学んでいくために必携の事例集となっています。

目　次

推薦の序　iii
はじめに　vii
本シリーズの特徴　xi

第1章　IPEのための知識　　1

1　臨床におけるIPC（IPW）とは何か（大嶋伸雄）……2
1　専門職教育に必要な学際性教育（IPE）　2
2　学際性教育とは何か　3
3　専門職の自立に必要なこと　5
4　他の専門職と連携できる能力を持つ　7

2　専門性と一般性（大嶋伸雄）……9
1　保健・医療・福祉の専門職が社会で担う役割　9
2　一般性を学ぶために　11
3　一般性と専門性の関係　13

3　IPEの経緯と定義（大嶋伸雄）……18
1　IPEの経緯　18
2　IPEに関する用語の定義と意味　18
3　CAIPEによるIPEの定義　20

4　IPEの目標（大嶋伸雄）……22
1　ケアの質を向上させる段階　22
2　チーム・マネジメント教育の段階　23
3　リーダーシップ教育としてのIPE　24

5　ヘルスケア・チームにおけるさまざまな連携（大嶋伸雄）……29
1　ヘルスケア・チームの定義　29
2　病院・施設における多職種連携　30
3　地域における多職種連携　32
4　疾病予防・非常事態などにおける多職種連携　36

6　多職種連携とIPEにおける障害（大嶋伸雄）……40
1　IPC（IPW）におけるチームの阻害要因　40
2　IPEの阻害要因　43

7　ICFでみる専門性の違い（大嶋伸雄）……47
1　ICFについて学ぶ　47
2　ICFの特徴　49
3　ICFからみた回復期病院における専門職の特性　50
4　ICFからみた病院と地域におけるIPC（IPW）の特性　52

8 他の専門職と専門性を理解する（石川さと子）……55
1 医師　55
2 歯科医師　57
3 薬剤師　59
4 保健師・助産師・看護師　60
5 診療放射線技師　63
6 臨床工学技士　64
7 臨床検査技師　66
8 理学療法士　67
9 作業療法士　68
10 視能訓練士　70
11 言語聴覚士　71
12 歯科衛生士・歯科技工士　72
13 管理栄養士　73
14 義肢装具士　74
15 社会福祉士・介護福祉士・精神保健福祉士　75
16 医療ソーシャルワーカー・臨床心理士　77
17 その他の職種　79

9 さまざまな連携環境と連携形態（石川さと子）……81
1 医療機関におけるチーム医療　81
2 特定の状況にある患者に対応する　82
3 医療現場における環境整備、問題解決を目指す　86
4 医療機関から地域における福祉、介護へ　87
5 地域における医療と介護の連携　88

第2章　チーム・ワークの成り立ち　93

1 チーム・ビルディングの基礎と理論（Edgar Meyer）……94
1 チーム・ワークとはどういう意味か？　どうやって行うべきか？ 何が違うのか？　94
2 チームの基本　94
3 どのようにチームが機能するか　99
4 チームについてすべてが良いことばかりではない　107
5 チーム論のまとめとして　111

2 臨床のチーム・ワーク基礎（大嶋伸雄）……113
1 ある時エレベーターが突然　113
2 チームの意味と成り立ち　114
3 チームに期待されること　117
4 チームへの希望と期待と現実　118
5 チーム・アプローチを阻害する要因について　119
6 チームの倫理問題　120
7 専門職連携の長所と短所　121

- **3** マネジメントの概念とIPC（IPW）（大嶋伸雄）……123
  - 1 専門性を活かすということ　123
  - 2 チーム・マネジメントに必要な概念　124
  - 3 患者と家族のマネジメント　125

第3章　多職種連携に必要なコミュニケーション能力　131

- **1** 日本人とコミュニケーション（大嶋伸雄）……132
  - 1 日本人の自己主張・自己抑制　132
  - 2 英国人の自己主張・自己抑制　133
- **2** 日本人の社会行動的特性（大嶋伸雄）……135
  - 1 日本と欧米の行動様式の違い　135
  - 2 欧米のチームと日本のチーム　136
- **3** 気づく力と学際性……139
  - 1 "気づき"を得るために俯瞰する（大嶋伸雄）　139
  - 2 客観性・外在化・メタ認知（大嶋伸雄）　140
  - 3 リフレクション技術（下岡隆之）　141

第4章　チームと連携のための一般知識　149

- **1** 社会組織におけるチームと連携……150
  - 1 子ども虐待問題（小橋孝介）　150
  - 2 貧困、多重問題とは何か（金　寿蓮）　154
  - 3 組織間連携について（大嶋伸雄）　160
- **2** チームと連携の意味・必要性を知る（大嶋伸雄）……162
  - 1 東日本大震災から学ぶ連携の教訓　162
  - 2 海外の地域における多職種連携－英国ロンドン市の事例より－　166

第5章　グループ・ワーク（実践編）（木村圭佑）　173

- **1** ケース・メソッドの基礎……174
- **2** ショートケース1……177
  - 1 小林次郎さんの入院　177
  - 2 妻と次女の過干渉　178
  - 3 初回のリハビリテーションカンファレンス　179
  - 4 解説　181
- **3** ショートケース2……182
  - 1 突然の退院　182
  - 2 まさ子の思い　183
  - 3 解説　186
- **4** 応用編：保健・医療・福祉系学生のIPC（IPW）……188

第6章　世界に広がるIPE学生ネットワーク　　193

1　IPEは学生が主体的に学ぶべきもの（大嶋伸雄）……194
1　IPEは誰のもの　194
2　世界のIPEと日本のIPE組織　194
3　ATBH（All Together Better Health）の学生フォーラム　195

2　日本のIPE学生ネットワーク（小野敬済）……199
1　多職種連携サークルiPLUSの活動報告　199
2　iPLUSの活動　199
3　特徴的な症例検討　200
4　最後に　202

3　世界に広がるIPE学生ネットワーク（Michael Palapal Sy）……203
1　はじめに　203
2　変革と擁護におけるパートナーとしての学生たち　204
3　IPE：活動する学生たち　205
4　アフリカ地域　205
5　北米・南米地域　206
6　南アジア、東南アジア地域　207
7　ヨーロッパ地域　208
8　東地中海地域　209
9　西太平洋地域　210

索引　217

第1章
IPEのための知識

本章のポイント
- 多職種連携教育（IPE：Interprofessional Education）とは、自分の専門以外の他の専門性（職）とどう向き合うのか、という命題を考えて、対処するスキルを身につけるための学際性教育である。
- IPEと、多職種連携実践（IPC：Interprofessional CollaborationもしくはIPW：Interprofessional Work）はコインの表と裏の関係であり、共に具体的に学ぶ必要がある。
- IPEの基盤は一般性（generality）と専門性（speciality）で構成されている。

第1章 IPEのための知識

1 臨床におけるIPC(IPW)とは何か

> **学習のポイント**
> 学際性教育とは?
> 学際性教育とは知識を増やすための教育ではなく、他の専門性と交わるためのスキル(経験と思考)を重視した教育体系である。

1 専門職教育に必要な学際性教育(IPE)

　保健(行政も含む)・医療・福祉の専門職養成校では、当然のことながら、在校生が将来一人前の専門職として働けるように、それぞれの専門的役割と専門性について教育を行っています。各専門領域が、これまで長い時間をかけて蓄積した専門的知識や理論、そして実践的な技術に至るまで、総合的なカリキュラムとして構築された専門職への教育体系を最も効果的に学習させることにより、より質の高い専門職を育てるための仕組みです。

　しかし、そうした専門職の卵たちが無事に養成校を卒業して働く病院、施設や地域ケアなどの臨床現場では、多くの保健・医療・福祉専門職たちと一緒に働く必要があります(図1-1)。さて、一体どうやって、他の専門職たちとうまく協調して働けばいいのでしょうか。

　これまでの専門職養成教育では、そうした視点からの知識や訓練が不足しがちでした。しかし、現実の臨床施設では、自分たちの専門性とかなり密接に関わらなければならない複数の専門職が存在していたり、あるいは意外と疎遠なままで関係性の薄い専門職などもあります[1]。ところが、自分自身が職場や勤務場所を異動したりすると、それまでほとんど疎遠だった専門職と急に協力し合わなければならない事態に直面します。つまり私たちの専門性とは、どんな場合であっても、必然的にいくつかの専門職たちと向き合い、一緒に仕事をすることが日常的に存在するとい

> **学習のポイント**
> IPEの必要性
> 保健・医療・福祉専門職はすべて他の専門職との関係で成り立っている。現在の専門職教育では、ほとんどの場合、他の専門職との関係性にまで言及していないが、実際に臨床で働く場合、この視点が必要不可欠になる。チームの一員として働いたり、組織の管理業務まで行うようになればこの重要性はさらに増す。IPEは、いわゆるケース・マネジメント教育、組織マネジメント教育の基礎なのである。

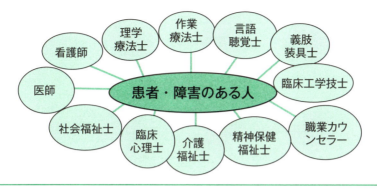

図1-1　従来の多職種連携の概念図
クライエントを中心に据えて専門職を周囲に配置し、専門職は一人ではない、一緒にみんなで、というイメージが前面に出ている。しかし、具体的にどうやって他の専門性と関われば良いのか、という重要な視点が曖昧に図式化されている。

う認識が必要になります[2]。

これを<u>学際性</u>教育（IPE：Interprofessional Education）と呼びます[2]。ただし、本シリーズでは、現在の国内の状況を考慮した「多職種連携教育」を用語として使用します。しかし、このIPEの本質とはあくまでも「**学際性**教育」ということになります。

キーワード

【学際性】

学際性教育（IPE）とは、多職種連携（IPC）を実現するための教育を意味する。つまり「学際性教育（IPE）→多職種連携（IPC）」という構図である。しかしながら、現在の日本では「多職種連携教育（IPE）＝IPCの教育」ということになる。つまり、両者とも最終目標は同じだが「学際性」という視点がやや欠如しがちな構造が、多職種連携教育（IPE）には存在するという点が重要になる。

 ## 学際性教育とは何か

それでは学際性とは、一体どういう意味なのでしょうか。個々の専門職が、他の専門職と向き合う時、どうやって向き合えば良いか、その意味を考えることが学際性（Interprofessional）となります[3]。たとえば、国際性（International）という言葉では、国と国との関係性を考慮することが求められています。それと同様に「専門性と専門性」の間の関係性を<u>考える</u>ことが学際性です。それは1対1の場合もあれば、専門職が5職種集まったチームなどの場合もあります。その場合には、専門職の数だけ学際性はより複雑になりますが、やはりその基本的態度には多くの共通点があります[3]。

▶▶▶▶学習のポイント◀◀◀◀

学際性

自分以外の他の専門職と向き合うことは、それぞれの職種によって向き合う態度を変えることではない。お互いがお互いの専門的役割に尊敬の念を抱きながら、どうすればクライエントのためにお互いの長所を合理的に引き出せるのか、などを模索する過程である。

- 学際性教育（IPE）によって育まれるべき専門職の態度目標[2]

①「誰のためのチーム」なのかについてきちんと合意がなされている
②他の専門性を理解することで自分の専門性を客観視することができる
③チーム全体の目標と動きの中で自分の役割と専門性を位置づけることができる
④他の専門職に対してリスペクト（尊敬）の視点を持つことができる

図1-2は、学際性教育（IPE）を受けた場合と、そうでない場合による多職種連携の差をイメージとして表しています。きちんとしたIPEを学生の時に受けていれば、他の専門性との相互尊重モデルがスタッフの中に存在する（図1-2、B）ため、Aのような対立は減少するか、あるいは、起こらないことになります。臨床における、多職種連携協働（IPCまたはIPW）を達成するためにこそIPEは存在しているのです。

キーワード

【IPW】
英国では、1980年代から2005年頃まで、多職種連携といえば、このIPWという言葉が盛んに使われていたが、最近では同じ意味を持つIPCという言葉が主流となったようである。

▶▶▶▶学習のポイント◀◀◀◀

専門職の対立
対立ではいくつかの階層性が存在するが、基本的にはチーム全体のマネジメントを考えない、またはチーム全体の目標を共有できないことが大きな要因となる。

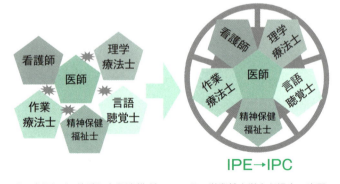

A. お互いに尊重しあう連携がない場合：専門職間の対立が表面化

B. 学際性を学んだ場合：専門職どうしの対立は存在しない

図1-2　多職種連携のための学際性教育の位置づけ

3 専門職の自立に必要なこと

保健・医療・福祉の専門職が、たった一つの職種だけで、対象者（クライエント）の問題を解決することは決して多くありません。複数の専門職が連携して対処することが当たり前ですし、その方が、むしろ効果的です。つまり、一つの専門職における学問としての独立性と、実際の臨床の中で他の専門性と一緒に働くことは一致しないのではなく、一致させるための技術が必要になる、ということになります。そのため、専門職として自立して臨床で働く以前に、以下の能力を養っておく必要があります[4]。

① 一つの専門性からクライエントのケアの改善を考えるのではなく、クライエントのケアの改善には何が必要かを考えることができる
② 他の専門性との連携において、仕事上のストレスを軽減し、仕事の満足感を高める方法を身につける
③ 否定的なチーム連携ではなく、肯定的なチーム連携の方法を思考することができる
④ 他の専門性と一緒に協働できる適応力がある

つまり、「他の専門職と連携できる能力」が個々の専門性に求められており、それ自体が一種の共通する専門性である、といえるでしょう[2]。

それでは、他の専門性と連携し、協働実践できるための能力とはなんでしょうか。

以下に、いくつかのポイントをまとめます。

① 専門職同士、または、組織間で協力し、交流すること
② クライエントへの対処手段と必要性を理解しながら、自分の役割、責任、適性における範囲と限界を意識できる

> **▶▶▶▶学習のポイント◀◀◀◀**
> **医療はチーム対応が原則**
> 専門職教育とは、たった一つの専門性についての教育であり、そこには多くのスタッフが同時に一人の患者をケアする全体教育は含まれていない。

> **▶▶▶▶学習のポイント◀◀◀◀**
> **思考を変える**
> 「専門職としての自分は何ができるか」ではなく、「クライエントは何が必要か」という思考にスイッチする。

> **▶▶▶▶学習のポイント◀◀◀◀**
> **連携できる能力は全員が持つべき**
> 多くの専門職が存在する中でたった一人だけ連携できる能力があっても意味はなく、患者に関わるスタッフ全員が連携できる能力を持つべきである。

③クライエントの状態を自分の専門性から評価し、それを他の専門職に提供できる
④公式、非公式の社会的ネットワークを知っており、それを活用できる
⑤専門職同士、および組織間で、いかに機密保持を行うのか知っている
⑥チームをまとめて、専門職連携のためのミーティングを実施する
⑦自分の専門性がチームに貢献していることを確認できる
⑧他の専門性、あるいは他の組織による正しい選択に順応できる
⑨争いが起きた場合に、対処できる
⑩他の専門職の発展と知識に貢献できる
⑪連携したチームによるサービス計画、実施、評価、再検討に貢献できる
⑫他の専門職によるクライエント評価を評価できる
⑬チームの他の専門職に自分の役割と責任を明確に説明し、実際、その通りに業務を遂行する
⑭他の専門職の役割と責任を理解し、尊重する。そして、いつ、どの時点で他の専門職がクライエントに関与するのかを知ることができる
⑮サービスの見直し、改善、問題解決と対立の解決を目指して、他の専門職と一緒に働くことができる
⑯個々のクライエントと、クライエントを支える介護者のためのケアを評価し、計画し、さらに再検討するために、他の専門職と一緒に連携できる
⑰他の専門職に寛容である
⑱他の専門職との相互関係性を上手に築くことができる
⑲多職種連携のための症例検討会、ミーティング、チーム・ワーク促進などに、自ら貢献することができる

以上が、他の専門職と協力し合いながら連携し、協働できるための能力です[2]。

> **学習のポイント**
> **マネジメントするのはチームだけでない**
> 実際には、自分が所属するチームと、クライエントへのマネジメント力が必要となる。ただし、クライエント自身に行動変容が必要な場合にはチーム全体で対処することが原則。

こうした、自分の専門性を活かすために十分な臨床での方法論を身につけて、初めて専門職として自立した職業活動を担うことができるようになります。ただし、これらをすべて身につけないと臨床で働けない、ということではなく、徐々に身につけるべき目標であるともいえます。しかし、こうした事実を養成校の卒業前に知っているか、あるいは知らないのかでは、後々全く違う職業人生を歩むことになるでしょう。

4 他の専門職と連携できる能力を持つ

　Interprofessional（学際性）の臨床実践であるIPC（IPW）では、専門職間の関係性が試されることになります。つまり、お互いを学び合うことを発展させることにより、さらに優れたケア・サービスを提供するという共通の目標を達成することができるようになるからです。単なる医療組織の構造改革や表面的なシステムの調整ではなく、根本的な人間関係にも関わることでもあり、IPC（IPW）は長期間にわたり専門職自身の行動変容を促すことになります[3]。そのため、IPC（IPW）に積極的に取り組むということで専門職としての自分の価値観や信念について深く考えることが要求されます[5]。一方で、英国のIPEの教科書には「専門職とは他の専門職と連携できる能力を持つべきである」という定義が一番最初に記述されています[2]。つまり、保健・医療・福祉専門職の定義に「**他の専門職と連携できる能力**」が含まれていることを意味します。単に自分の専門性を発揮できるだけでは専門職という名称に値しないことになります。

　また、IPEは養成校における各専門教育の応用訓練にも相当することから、養成課程における教室では、他のさまざまな専門職学生たちと一緒にある課題に取り組んだり、複数の専門職学生による病棟でのチーム実習が導入されて

> **▶▶▶▶学習のポイント◀◀◀◀**
> **他の専門職と連携できる能力**
> ある一つの仕事、匠の技を極めるマエストロ（イタリア語で熟練した人、職人の意味。英語ではマスター、ドイツ語ではマイスターと呼ばれる）は立派な専門職である。しかし、他の専門職と連携したり協働して…というイメージはあまりない。「他の専門性と連携できる能力」とは、自分の専門能力と他の専門性を複数組み合わせて、何倍もの効果を発揮できる手段を修得していることを意味する。それもやがては別の意味での熟練技として認められる時代がくるかもしれない。

いたりします。

　そうした特定の教育状況でのみ、IPC（IPW）の意味を理解することが可能となるため、単純な座学や講義だけでは純粋なIPEに該当しないことになります。

（大嶋伸雄）

第1章　IPEのための知識

2 専門性と一般性

1 保健・医療・福祉の専門職が社会で担う役割

　現代社会における人間の営みとは、さまざまな役割を持った人が、それぞれの組織、あるいは独立して"ある特定の仕事"をお互いが分担し合う仕組みで成り立っています。たとえば、人間が生きていくために必要不可欠な衣食住のためには、食料や衣料といった商品の生産から、それらの生産物を生産地から消費地へ移動させる運送という仕事、そして効率良く消費者に提供する小売り業といった仕事が存在して初めてわれわれ、消費者が金銭で購買することができます。住居もしかりです。

　その他、人間社会の基盤となる司法・立法・行政の仕組み、法律の執行機関である警察組織や火事・災害に備える消防組織など、多くの公共機関が網の目のような仕組みでわれわれの生活を安定的に支えてくれます。

　私たちの専門性である保健・医療・福祉の領域は、人々の健康と生活を支えるためにとても重要な役割を持った多数の専門性、そして専門職たちで構成されています。生命ある人間が避けては通れないさまざまな疾患や怪我などに対する医療処置だけではなく、人間の生活におけるさまざまな健康上の障害やそのもととなる因子を未然に防ぐ役割を持ちます。また、予測されやすい加齢による健康リスクの増大や、さまざまな病気を未然に防ぐための衛生上の知識や、介護予防のための生活指導、そして職業生活におけるワーク・ライフ・バランスの障害から発生するうつ病な

> ▶▶▶▶ 学習のポイント ◀◀◀◀
> **人間社会の全ては分業と連携**
> 人間の行為と活動は、全てがどこかで他者と繋がっている。また、一つの専門性は、必ず他の専門性を支えたり援助したりする役割をなし、最終的には共に大きな共通の目標に向かって一緒に連携することになる。

> ▶▶▶▶ 学習のポイント ◀◀◀◀
> **連携する目的**
> 必ずしも、連携する対象者は病気や障害を持つクライエントとは限らない。介護予防や認知症予防など、健常老人とよばれている人々も連携してアプローチすべき対象になる。

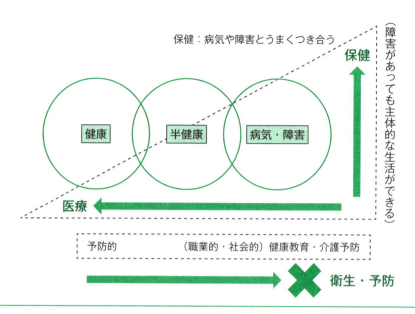

図1-3　医療・衛生・保健の概念図[6]

> **学習のポイント**
>
> **患者教育と健康**
>
> 保健や衛生面での知識は、当事者が学習することで初めて役に立つ。周囲の保健医療の専門職が国民全員を一人ひとり念入りにチェックするわけにはいかないからである。医療もまた同じである。治療に関わる専門的な部分は専門職が行い、医療処置後の維持管理は当事者が行う、そのため医療と患者教育は切っても切れない関係にある。そうした対象者の健康に関わる教育的配慮も、複数の専門職が連携して行わなければ良い効果は得られない。

どの予防のために、保健・医療・福祉の専門職は**健康教育**（Health Education）を推進していく立場にあります。

図1-3[6]は、医療・衛生・保健の関係性と役割を示した概念図です。「医療」とはもちろん、病気になってしまった患者を元の健康な状態に戻す役割を担います。「衛生」は、日常生活における衛生環境面への知識を普及させることで、病気になりやすい因子を減少させて疾患を予防したり、生活習慣病を未然に防ぐ役割などを意味します。そして「保健」は、たとえば患者がなかなか改善できない慢性の病気や障害を持ったとしても、十分な栄養を摂取し、服薬をしっかり行うなど、それらの病気や障害とうまく付き合いながら生活を送るための支援全般を意味します[6]。

2 一般性を学ぶために

一般性の意味

　一般性を身につけるためには、知識によって得られるものと、個人の経験に裏打ちされた経験知によって得られる場合があります。大学などで「**一般教養**科目」★1という言葉を耳にされたことがあると思います。つまり、広範な知識について、ジャンルを問わず興味の赴くまま、あるいは何らかの系列に沿って身につける、という概念です。もちろんその手段として、大学などに在籍して必修・選択科目として勉強する場合や、個人的興味関心による自由意志によって学習する場合など、さまざまな選択肢があり、その学習方法も多岐にわたることでしょう。また、本や授業以外にもさまざまな学びのスタイルがあります。たとえば、社会経験としてのアルバイトや、ボランティア体験、個人的なさまざまな人間関係における体験の蓄積も重要な経験知です。さらに、他者の体験談を聞いて、自分自身に置き換えること、インターネット上のFacebookやLINEによる交流なども一般性としての情報収集に役立ちます。

　ここで重要なポイントは、そうして収穫したさまざまな知識や体験を、自分の思考に活かせるような学び方を身につけられるかどうかにかかっています。一つの体験を通じて、多くの事象を想像し、知識と知識、情報と情報同士を結びつけることができるかどうかの分かれ目です。たとえば、同じ体験をした者同士でも、おそらく異なる一般性を育むと思われます。ただの体験で終わるのか、それを次の似たような体験に活かすことができるのか、ここが一般性を身につけるための大きな分岐点です。

★1…【専門教養教育はIPEに先立つ】（②p35）参照

キーワード
【一般教養】
英語圏ではリベラルアーツ（liberal arts）とも呼ばれ、人を自由にする学問という意味。日本の大学では、過去に①人文科学、②自然科学、③社会科学の3領域に区分されていた時期もあるが、現代ではほぼそうした枠組みが古くなりつつある。本書では、専門教育の基盤となる学問の総体を表すと同時にGeneralityとSpecialityとの関係から、連携する能力を育むための主体的存在として注目している。

▶▶▶▶学習のポイント◀◀◀◀
情報の取捨選択の重要性
現代社会におけるさまざまな情報供給量は、機器の発達に伴って膨大な量にのぼる。保健・医療に関する情報はもちろん、一般性に関わる社会・文化面での知識もネットの発展により、常時われわれの周囲に存在する。ここで重要なのは、そうした情報の洪水の中からいかに自分にとって有益なものを得ることができるかである。信頼性、妥当性の低い情報は有害でしかない。一般性を身につける際には、より客観的な情報を得るために自分なりの厳格な取捨選択ルールが求められる。

2　専門性と一般性　●11

▶▶▶▶ 学習のポイント ◀◀◀◀
一般性の意味と意義
人生を生きるうえで誰にでも起こりうる事象、それらを理解でき共感できる能力が重要となる。人生経験がまだ少ない若手専門職であっても、職務上必要な一般性は有用なことから、本来の一般性ではない専門的意義を持つ場合がある。

 ## 情報共有する能力の基礎が"一般性"

　保健・医療・福祉専門職として働くうえで必要となる、他専門職の専門性と役割についての知識や情報は、書物などのテキスト・ベースでも入手可能ですが、実際に他の専門職と連携する能力を育むには個々の専門教育だけではなく、連携を学ぼうとするみなさんが各個人ごとの「一般性」における知識と経験から相互の関係性を検討することが重要になります。そうした他の専門性の理解を踏まえたうえでチームとして共有された目標や解決すべき課題に関しては、その後、個々の専門的役割から対処すべき過程へと進むことになります。とくに地域におけるIPC（IPW）の事例では、まず一番最初に対象者の一般情報からチーム全員が議論に入ることが多くなります。また、身体障害や精神障害などの領域では多数の専門職が存在しますが、ここでもチーム・メンバー同士が、まず一般性から対象者の情報交換を行います。どの専門領域であっても、自分の専門的役割について他の専門職へ明確に説明されていれば、とくに個々の介入方法についてチーム・メンバーが念入りに議論する必要性はそれほど高くはないのです（図1-4）。

▶▶▶▶ 学習のポイント ◀◀◀◀
一般性と専門性、病期の関係
チーム連携において一般性が重要になるのは通常、地域での在宅ケア場面であり、維持期に多くなる。急性期はそうした生活モデルと異なる医療モデルが優先されることから、医療的専門性が優位な時期となる。

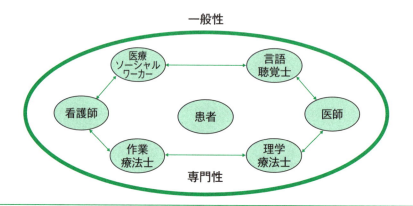

図1-4　IPC（IPW）における一般性と専門性
複数の専門性によるIPC（IPW）は各自の一般性を基盤とした能力によって支えられている。もし一般性の枠組みが周囲になければ、個々の専門性による連携はバラバラになってしまう。

3 一般性と専門性の関係

専門性とは何か

特定の領域における高度な知識と実践性、および根拠を兼ね備えた存在で、それらの集合体を意味する場合があります。場合によっては、ある権威を意味する側面と職務遂行に必要とされる職能を意味する側面とがあります。

一般性とは何か

すべてのものに共通して通じる普遍的な物事や性質を意味します。広範な範囲に当てはめることのできる性質で、専門性の幅を広げる時には、多角的なものの見方・考え方を可能にします。とくに専門職においては、複雑な状況への分析力と対応力を身につける時、その基盤となる能力を意味する場合があります。

専門性を活かす一般性

医師の専門性と領域を例にすれば、内科、外科といった専門領域がさらに細分化して、循環器内科、呼吸器内科、脳神経外科、口腔外科となったように、医療技術の進歩により専門性が高まることで、どんどん領域が細かく分かれてしまいます。ところが現在、地域医療などの現場においては、これと全く逆のニーズが高まってきています。英国では「GP：General Practitioner」[2]といいますが、「かかりつけ医」「総合診療医」の意味です。初期診療（Primary Care）との関係性が重視されます。要するに初

▶▶▶▶ 学習のポイント ◀◀◀◀

専門性と一般性の相互作用

専門性だけを身につけていても、それを活かすための基盤が脆弱では、肝心の専門性が有効に使えない。多職種連携では、こうした一般性が、連携の質を左右することになる。例えば地域医療の場、終末期医療の場面では、ヒトの生活、人生における価値観などの一般性が、時には専門的判断の拠り所となる場合が多い。ヒトは医療のために生きているわけでも、健康のために生きているわけでもない。一人ひとりが自分の価値を持っているし、人生の目的があるからである。保健・医療・福祉の専門性とはそれを支える側の立場にある。

期の段階で患者の診察を行い、病名を診断できるだけの幅広い医学的知識と総合的所見のための実践能力が要求されます。

　専門性が高くなると、そうした総合的診断という能力は失われてしまう傾向にあります。一人の人間に与えられた能力には限界があります。専門的な医学も重要ですが、一方で、こうした総合診療医が地域で求められる時代になりました。

　この場合「総合」という部分に、General Practitioner の「Generality（一般性）」が当てはまります。一般性を引き出す概念とは、さまざまな事象を総合的な観点から捉えて、ある一定の結論を導き出す思考を意味します。それは専門性では知識と考えがちですが、専門性の枠は意外に狭く、専門領域と専門領域の間には必ず"隙間"が存在します。人間の身体のように、複雑な機能が絡み合ったり、外部からの侵襲でダメージを受けたりする繊細なものの現象を理解するためには広範な視野と思考が必要になるからです。つまり、「一般性」で検証された問題点に対して、引き続き「専門性」で解決することが極めて合理的な場合が多い、ということになります。

> **キーワード**
>
> **【Generality（一般性）】**
> 本書においてはGeneralityを「一般性」としているが、Generalityは「総合」としての意味合いもある。日本の「総合診療医」は英国のGeneral Practitionerとほぼ同義語になる。一般性→普遍的→総合的という構図になるからである。「一般」という語感が持つイメージが誤解を招く場合がありそうである。

一般性（Generality）と専門性（Speciality）[1,4,7]

　繰り返しになりますが、IPC（IPW）を遂行するための能力として最も重要なものがこの一般性（Generality）です。なぜなら専門性（Speciality）とは、個々の専門職のテリトリーですが、一般性の部分はIPC（IPW）を行う専門職全員が共通で使える能力だからです。英国のGPのGeneralityは総合的な思考を意味し、人間すべての機能を、全体像からみる、という意味合いが強いからです。こうした共通のプラットフォームである一般性の部分から、サービスの対象者をチーム全員が**俯瞰して考える**、つまり、そこでは自分たちの専門性から一時的に離脱して距離

> **▶▶▶▶ 学習のポイント ◀◀◀◀**
>
> **俯瞰して考える**
> 「自分たちのチームを俯瞰する」ということは、内側から関係性を考えるのではなく、外から「外在化してみる」こと、つまり物事をできるだけ「客観視してみる姿勢」を意味している。

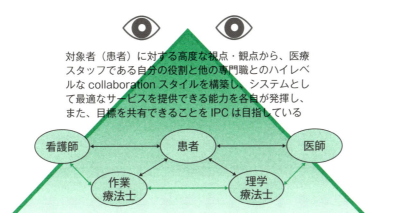

図1-5　ケースと専門職全体を俯瞰できるIPC能力のイメージ[1,4,7]

をおいてみる、つまりチーム全員が上方から自分たちのポジションを眺めるような感覚を身につけます。じつはこのスタイルは、介護支援専門員（以下、ケアマネジャー）が最も必要とするマネジメントの目線なのです。さらに例を挙げると、サッカーチームの選手が持つ監督の目線だったり、オーケストラの楽団員が持つ指揮者の目線でもあります。要するにIPC（IPW）を遂行する専門職全員が、**ケアマネジャーのように俯瞰した目線**となり、チーム全体の目標を再確認し、それから個々の専門性と役割を考えて実行する。こうした順序性がIPC（IPW）では求められているのです（図1-5）[1,4,7]。

▶▶▶▶ 学習のポイント ◀◀◀◀

ケアマネジャーのように俯瞰した目線

ケア全体のマネジメントを考えて自分の専門性を活かした役割を担うことである。例として、オーケストラのある一人の演奏者が指揮者の目線で自分の奏でるパートを意識することと同じ。

 ## 専門性の発展と一般性の関係

保健・医療・福祉領域の専門職における専門性というものは、それぞれの領域において時間の経過とともにより発展、進化する必然性と宿命を負っています。そして、専門性がその領域の中で深く（下方向：縦断面）掘り下げられることは当然のことですが、問題は2次元（横断面）方向に存在する他の専門性との関係が時として専門職間の衝突を引き起こすことです。自分の専門領域の範囲と役割、立

▶▶▶▶ **学習のポイント** ◀◀◀◀

GeneralityとSpeciality

我が国で戦後のある時期、理系学部出身者は専門職なので組織の経営判断などには適さず、そういった経営判断やマネジメントは文系学部出身者が行えば良いとする時代が存在した。つまりSpecialityよりもGeneralityが全体を把握しマネジメントすることに優位である、という発想である。しかし、仕事の多くがより複雑化し高度化している現在、SpecialistとGeneralistの関係はどんどん複雑化し、単純で一方的な概念はすでに過去のものとなりつつある。

場などをよく理解しないで無制限に仕事の範囲を拡大し続けると、他の専門性と重複したり、意見が衝突したりといった軋轢が生じてしまう可能性があります[2,3]。その一方で、専門職としての専門性が時代のニーズに沿って徐々に変化し、一つの専門性が他の専門性に置き換わってしまったりする過程で、やむを得ず横断面への拡張が生じてしまう場合もあります。

Interprofessionalの視点とは、そういった一つの専門性の視点から一段進化して、他の専門性と共有する部分を構築すること、すなわち一般化するという概念にも繋がってきます。その意味は、先にも述べたように、保健・医療・福祉領域のサービス対象者について、ある専門職が自分の専門性を一時的に離れて、上（一般性）から客観的に対象者の状況を俯瞰してみることで自己の専門性と立場、位置、そして他の専門職との関係性が把握できることから

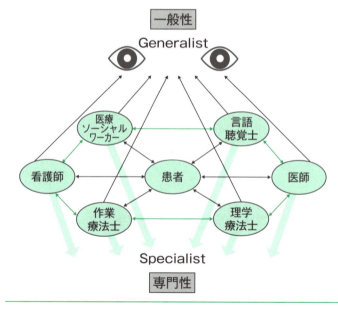

図1-6 GeneralistとSpecialistの位置づけ[1,4,7]

自分の専門性を極めるということは他の専門性とは異なる視点、技術を深く掘り下げることを意味する。そればかりに集中すると周囲で他の専門職が何をどうしているのか理解しづらい状態が生まれる。一方それとは逆に、ジェネラリスト（Generalist）は幅広い視野から複数の専門性の状態を把握し、全体の方向性を調整する技能に長けている。IPC（IPW）にはこの両方の視点が必要となる。

共通の理解が始まります（図1-6）[1,4,7]。その結果、各対象者ごとに自分が果たすべき行動について"いつ""どのように""何を"行うべきなのか、また出番のない時もあれば、他の専門職が経験不足の場合、その代替機能を務めたりする、といった判断が可能になります。

専門職として極めて高い到達点を意味するもの、それがInterprofessionalの能力であり、"Interprofessional Education（多職種連携教育）"はそのための教育なのです。

（大嶋伸雄）

第1章　IPEのための知識

3　IPEの経緯と定義

キーワード

【NHS】
NHS（国民保健サービス）機構とは、日本でいう医療保険組合のような組織であるが、政府の委託を受けて明確な医療政策を策定し実施する機関でもある。また、医療従事者教育も担っているため、英国の国民医療全体に責任を持つ組織である。

★2…【IPEのグローバルな発展と達成の歴史的概観】（①p50）参照

キーワード

【Multi-disciplinaryとInter-disciplinary】
「-disciplinary」と「-professional」はほぼ同義語。つまり、Multi-disciplinaryはMulti-professionalであり、複数の専門（性）職となる。大きな一つの教室で、医学生、看護学生などが集まって同じ講義を受ければMulti-professional教育だが、これはInter-ではないので、相互交流はない（これは現職者同士でも同じである）。有機的に専門職同士が結びついたものがInter-disciplinaryであり、そこに複数の専門職がいるだけの場合ではMulti-disciplinaryな状態であり、相互関係性は少ないことを意味する。

1　IPEの経緯★2

IPEは1970年代後半に英国または米国でその概念化が進み、2000年頃には明確な教育手段として英国で認識され始めました[2]。英国ではNHS（National Health Service：国民保健サービス、1946年制度化）機構がIPEを採用したため、現在の英国では医師、看護師（保健師・助産師）、理学療法士、作業療法士、言語聴覚士や社会福祉士（以下、ソーシャルワーカー）の養成教育ではIPEが事実上、義務化されています[3]。

そのIPEの推進の役割を担ったのがCAIPE（UK based Centre for the Advancement of Interprofessional Education：英国多職種連携教育推進センター）です。CAIPEによるIPEの定義は、英国内でも海外でも広く使用されています[8,9]。

2　IPEに関する用語の定義と意味

CAIPEのIPE関連の定義によれば、これまでに説明した"Interprofessional"という用語にはもう一つ、同じような意味を包含する"Multi-disciplinary (professional)"という用語が存在します[8]。どちらも「連携」に関係する用語として扱われていますが、意味は大きく異なります。

"Inter-"が二つ(の専門)の間の関係性を表すのに対して、"Multi-"は複数(の専門)の意味を表すからです。

文献[2,3,8]によれば、同時に複数の専門職がいるだけで"Multi-"となります。ところが、"Inter-"は基本的に1対1の**専門職間相互の関係性**を表します。つまり、複数の専門職が同じ教室で「解剖学」などの講義を聴くこと、それが「Multi-professional教育」で、参加者同士の相互交流はありません。それとは反対に「Inter-professional教育」では、必ず複数の専門職同士に相互交流があることが前提になります。

この「Interprofessional教育」が、英国における"多職種連携教育(IPE)"または"多職種連携協働(IPCまたはIPW)"の定義に近いようです[9]。"Interprofessional"とは、保健・医療・福祉サービスを提供するシステムの中で、効果的で効率的、かつ**経済効果**が高く、質の高いサービスを実践していくための望ましいアプローチの一つであり、それはprofessional(専門職)のチームによるcollaboration(協働)、すなわち「専門職の協働関係」を意味します[2]。また、"Interprofessional"は、"Inter-sectoral"や"Inter-national"が施設や機関・国家間におけるハード、ソフト面での協力関係を意味するのに対して、専門職である人々を中心としたソフト面での協働関係を目指すものと定義されています。そのためには専門職として**成熟した人間関係**(Matured Interprofessional Relationships)が基盤になります[2]。

つまり、臨床の場や地域において、複数の領域の専門職者がそれぞれの技術と役割をもとに共通の目標を目指す連携協働をIPC(IPW)と定義するならば、インタープロフェッショナル教育(多職種連携教育:IPE)は、そのための教育ということになります。

▶▶▶▶学習のポイント◀◀◀◀

相互作用のあるIPE

複数の専門学生が同じ教室で同じ講義を受けるだけではIPEとはいえない。IPEでは、一部の講義を除いて、常に相互作用のある演習形式をその基盤としている。

▶▶▶▶学習のポイント◀◀◀◀

経済効果

定義はさまざまであるが、保健・医療・福祉専門領域における経済効果といえば、何を思い浮かべるだろうか。これは決して少ない予算で行われるサービスという意味でなく、同じ予算を使った場合に、inter-professionalでの連携が行われれば、より質の高いサービスの提供が可能となるということを意味している。

キーワード

【成熟した人間関係】

さまざまな現場での臨床経験を経て、熟達した専門職同士の連携協働を行える、という意味。そこでは円熟したSpecialityだけでなく、Generalityをも越えた、強固な信頼関係と人間性に基づくアプローチが可能となる。

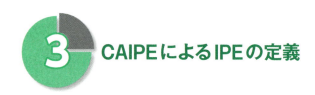

3 CAIPEによるIPEの定義

CAIPEについて

CAIPEは英国の保健・医療・福祉および関連する職業の職種間連携教育を促進する非営利団体です[8,10]。

1980年代、CAIPE創立者の一人で一般診療医（GP）であるDr.John Horderは、同僚の医師とはお互いの患者について定期的な話し合いを実施していましたが、他の保健師、訪問看護師や助産師など、院内の他の専門スタッフと緊密な連絡は取り合っていませんでした。ところが、ある事件をきっかけに、彼は他の保健師らとの連携協働の有効性に強い衝撃を受けることになります。この小さな出来事を契機に、他の積極的な小グループも加えて、1987年にCAIPEが設立されました[2,3,9,10]。

CAIPEは独立した慈善事業団体で、当初から英国以外でもIPEの推進、および連携協働の改革やサービス管理の手法を改善するセミナーなどを運営していました。また、それらに関連したIPE・IPC（IPW）研究を推進する学術誌「The Journal of Interprofessional Care（JIC）」の発行に関わるなど、常にInterprofessionalの分野における時代の先駆者となり、保健・医療・福祉サービスの協働連携の促進、および開発に関する国際的な権威ある情報源として認知されています[2,3,10]。

IPEの定義について

CAIPEによるIPEの定義は、英国内にとどまらず、国際的にも広く使用されていますが、この定義は次の二つを区別しています[2,3,9,10]。

キーワード

【JIC】
JICとは、1992年より発行されている世界で唯一の多職種連携・連携実践のための学術ジャーナルである。Taylor & Francis Groupが発行し、インパクト・ファクター（IF）は1.48、Kingston UniversityのScott Reeves教授（本シリーズ①執筆者）が編集長を務めている（2017年12月時点）。

▶▶▶▶ 学習のポイント ◀◀◀◀

IPEの定義
「IPEとは、複数の領域の専門職者（学生）が自分たちの連携協働とケアの質を改善し、対象者の生活の質の向上を目的に、同じ場所で共に（with）、お互いの職種から（from）、お互いのことについて（about）学ぶこと」[2,3]

一つは「目的や理由に関係なく、複数の領域の専門職者が同じ場所で同時に学ぶことは、Multi-professional Education」であることです。もう一つは「複数（二つ以上）の領域の専門職が連携およびケアサービスの質を改善するために、共に働くために共に学び、お互いから学び合いながら、お互いのことについて学ぶ多職種連携教育（IPE）」です。先の定義に比べて、後の定義では、専門職者間での相互交流と共通目標が強調されています[2,3,8-10]。

　その一方で、連携協働について学ぶことと、連携協働の方法を学ぶこととは別のこととされています。IPEは、連携協働が必要な関係者間の双方向の学習、および相互作用を特徴として、学校教育および臨床・地域における職場の両方で実施されます[11,12]。

　IPEでは、専門職者が共に学び、お互いから学び、お互いの違いについて学ぶことで、より効率的な関係を築くことになります。Interprofessionalの実践では、この関係が試されます。そして、この実践を発展させることによってさらに優れたケア・サービスを提供する、共通の目標が達成されます。単なる構造改革や、きれい事のシステム改革ではなく、根本的な人間関係にも関わることであり、長期間にわたり専門職者の行動変容を促すものなのです[3,13,14]。つまり多職種連携学習（IPL：Interprofessional learning）★3に積極的に取り組むには、自分の価値観や信念について深く考えることが要求されます。また、こうしたIPLは応用訓練に相当することから、大学の教室で他の専門職と一緒に課題に取り組むのか、病棟にチーム・ケア実習を導入するのかなど、特定の状況でのみ、その意味を理解することが可能になります[13]。

（大嶋伸雄）

> **学習のポイント**
> **CAIPEによるIPEの定義**
> 世界各国でこのIPEの定義が採用されている。WHO（世界保健機関）もこの定義を報告書で採用していることから、事実上、国際的なIPEの定義として捉えられている。

> **学習のポイント**
> **他の専門性とどう向き合うかの教育**
> IPEは直訳すると「他の専門性とどう向き合うかの教育」という表現になる。さらにくだけた表現をすれば「他の専門職・組織とどうお付き合いするのかを学ぶ」といえるだろうか。ただし、その目的は自分自身のためではなく、対象となるクライエントのために自分自身を鍛える、という意味である。

> **学習のポイント**
> **IPEが必要な専門職**
> IPEを必要とするのは学生だけではない。IPEを学んだ卒業後も、現職者として生涯IPEを学び続ける必要がある。

★3…【多職種連携学習と教授のアプローチ】（①p52）参照

第1章　IPEのための知識

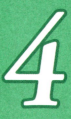

IPEの目標

 ケアの質を向上させる段階

　CAIPEの発行しているガイドライン[8]によれば、IPEを学んだ専門職（学生）が、IPEの学習から得られる質的能力の向上のポイントとして、以下の7点を挙げています。

❶ケアの質的向上
　サービス利用者の多様で複雑なニーズに正しく、効果的に対応し、そのケアが安全で包括的なものであるためには、いかなる職種でも個別に働いていては達成できない。

❷サービス利用者および介護者のニーズに注目する
　IPEでは、サービス利用者および介護者をIPEの学習と実践面の両方の場において、この両者を常に中心に据えている（利用者中心のチーム・ケア）。

❸サービス利用者および介護者の参加
　サービス利用者および介護者をチーム・ケア計画、サービスの提供、アセスメント・評価など、あらゆるプロセスの中において、積極的な参加者として捉えており、デザインされたサービスを利用する側のニーズに合ったものとする。

❹専門職が互いの職種とともに互いから互いについて学ぶことの促進
　IPEは単なる共通学習ではない。コンセプト、熟練、用語、視野などの情報を共有し、複数の専門職種がIPC（IPW）を行う実践の現場において、こうした共

> ▶▶▶▶ 学習のポイント ◀◀◀◀
> **サービス利用者のニーズ**
> 急性期医療の時期と維持期〜生活期では当然、対象者のニーズは異なる。とくに生活期では、対象者が自分自身のニーズに気づいていない場面に多く遭遇する。その場合、ケア提供者が行うべきことは、自分たちの価値観でそのニーズを判断せず、必ず対象者自身が自分のニーズに気づけるような援助を示すことである。

通基盤を確立するためには、常に物事を比較的に捉え、サービスを提供する専門職は常に協働的、双方向的でなければならない。そのためには、それぞれの役割、責任、スキル、知識、力、義務、価値システム、行動規範、機会、規制などを考慮に入れるべきである。これによって相互の信頼関係や、敬意、お互いの違いへの相互承認、誤解やステレオタイプ形式の思考の除去、などについて学習すべきである。

❺それぞれの職種間と貢献に対するお互いの尊敬意識

IPEは相互の職種への尊敬が基盤となる。いかなる職場やステータスの違いがあっても学習者として等しい立場にある。それぞれが専門領域からもたらす特有の経験と専門的知識・技術を尊重し、お互いに利用し合う関係にある。

❻職種間で実践力を高める

各専門職者は自らの職種への理解と、それを他の複数の職種とともに、どのように拡大していくことができるのか、という考察を深める。これは各専門職の資格やキャリア発展において、IPEを重要な位置づけにすることを推奨するものである。

❼専門職としての満足感を高める

IPEは多職種間の協働により、連携した実践的なケア・サービスを提供することで、相互のサポート体制を育てる。その結果、日常的に抱えがちな職業的ストレスを緩和することができる。

> **▶▶▶▶ 学習のポイント ◀◀◀◀**
> **お互いの尊敬意識**
> 職種間でお互い尊敬しあうという意味は、意見を言わなくなるという意味ではない。誹謗・中傷と意見とは全く別の次元にある。むしろお互いが成すべきことや役割について活発に意見交換を行うことこそ、職種間で尊重しあえる連携のための基礎となる。

❷ チーム・マネジメント教育の段階

チーム・マネジメントにおけるマネジメントとは、日本語の「管理」ではありません。チームに所属するメンバー個々の能力をいかに引き出すのか、という方略であり、こうしたマネジャー的視点を持つことがIPEでは最も重視さ

れます。一方で、マネジャーの使命は、単純に「命令する人」ではありません。一般的にマネジャーの使命とは「何かに貢献することに責任を持つ人」なのです。つまり、チームという組織全体の成果に責任を持つ人、ということです。

チーム・メンバー全員がこうした**マネジャー目線**を共有しながら持つことができて、全体の流れと個々の役割、目標にも責任感を持つことができれば、メンバー間の有機的繋がりが深まります[4,7]。些細なことで対立が起こったりするのは、底辺の利害関係が先鋭化した時に起きやすいのですが、メンバー全員が高次のマネジメント目線を持つことができればそうした低次元での争いも減ることになります。

ただし、このマネジメント・レベルにおける責任共有の原理は、とても単純でわかりやすいですが、一体どうやってチーム・メンバー全員にそうした能力を身につけさせるのかが、最も困難を伴う部分であり、かつ一番重要なカギなのです。ちなみに、こうしたマネジメント・レベルの能力とスキルは、一般教養などに基づくGenerality（一般性）であると考えられています[1,4,7]。

> **学習のポイント**
> **マネジャー目線**
> チーム全員がマネジャー目線を持っているということは、強固な連携に結びつけるという長所の他に、個々の専門性に応じたマネジメントがいつでも可能という状態でもある。つまり、対象者の状態に合わせてチームが柔軟に対処できる能力を持てるということである。

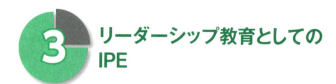

3 リーダーシップ教育としてのIPE

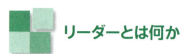

リーダーとは何か

チームにはさまざまな役割を持つ構成メンバーが所属しますが、まず一番最初に思いつくのがリーダーの存在です。それではリーダーの役割とは何でしょうか。すぐに思い浮かべるのは、構成メンバー全員の上位の存在として、以下の仕事を行うことでしょう[15]。

①チーム全員の役割を決めたり働き方をすべて仕切る人

②チーム全員の能力をすべて把握して、不足する部分を指導できる能力を持つ人
③チームの管理職としてすべての結果に責任があるので、構成メンバーに命令する権利を持つ人

これらは、本書で扱うチームケアのリーダー像としては、すべて不適切な内容です。IPC（IPW）チームのリーダーとはこうしたイメージと異なる存在です。

 リーダーシップとは何か

それでは、従来のリーダーシップ概念ではどんな意味を表すのでしょうか。一般に、ある特定の問題状況を捉えて、その課題を提示することにより、ある集団の行動様式を形態化し、個人個人をその目標達成に赴かせることを意味するとされています。

日本大百科全書（ニッポニカ）によれば、「リーダーシップ」とは、ある目標・目的に向けて、フォーマルに組織化されたり、インフォーマルに結集した人々の集合的努力を動員するための地位を獲得して、その役割を積極的に遂行する行動過程をいいます。

集団機能の遂行にあたっては、ある個人が他の人々以上に影響力を一貫して行使する過程であるので、インフォーマルな影響力行使や感情的支配という側面と、フォーマルな権威の行使という側面を持っています[15]。

一方で、リーダーシップは"リーダーとチームの構成メンバーとの相互作用"と捉えることができます。リーダーの行動がチームの構成メンバーの反応を条件づけたり、またそれとは逆に、チームの構成メンバーの行動がリーダーの反応を条件づけたりもします[15]。

すべての歴史的事象は偉大な人物の伝記と同じであるというふうに考える「偉人列伝型理論」と、リーダーは歴史の諸力の所産であり、進行中の社会情勢などによってその役割が制限されると考える「文化決定論（状況決定論）」と

の論争があります。前者はリーダーの特性を強調し、後者は状況を強調しています。それゆえ、前者はリーダーの個人的特性、価値が他の構成メンバーからのニーズと願望に適合しなければならないことを失念してしまう傾向があるといわれています。逆に、後者は状況を強調するあまり、リーダーのパーソナリティーの意味を軽視してしまう可能性があります。つまり、リーダーシップとはリーダーと構成メンバーとの相互関連性をチームの状況や、アプローチの結果と関連づける構図で考察する必要があるということになります。

House[16]によれば、リーダーとは組織の効能や成功に寄与できるようチームの構成メンバー全員に影響を与えて、動機づけし、目標の実現を可能にする個人的能力、と定義しています。しかし、チームのあり方が変わりつつある現在では、こうしたリーダー像も状況に対応できなくなりつつあります。つまり、チームの構成メンバーがリーダーを承認することから自律性を持つチームの活動が求められているのです。すでに上意下達式のチーム・リーダーは遠い過去のものとなっています。

リーダーシップのレベル

リーダーシップの機能としては、①目標の明確化と目標追求の維持、②目標達成手段・資源の供給・補給、③集団構造の構築と維持、④集団行動、相互作用の促進、⑤内部結束とメンバーの充足感維持、⑥個別的希望の調整、組織活動の促進、などがあります[15]。

また、リーダーシップに求められる質的レベルとしては、Collins[17]の5段階理論（表1-1）があります。レベル1は、よくできる担当者で知識・技能・勤勉さに優れていることです。レベル2は目標達成のためにチームの力になれること。レベル3は有能なマネジャーとして組織化ができて、効率性を追求できること。レベル4は、効果的な

> **学習のポイント**
> **チームのリーダーシップ**
> 地域の介護保険制度ではケアマネジャーが制度上の（まとめ役に近い）リーダーだと思われる。本稿でいうリーダーとは制度上などの位置づけではなく、あくまでケアチームとして全体のケアの質を向上させるためにチームメンバー全員がこうした能力を持つ必要がある、という観点からIPEを勧めている。

表1-1　リーダーシップのレベル[17]

	リーダーシップのレベル	質
5	経営幹部 （Executive）	個人的謙虚さ 職業人としての意志の強さ
4	効果的なリーダー （Effective Leader）	ヴィジョン、努力、刺激
3	有能なマネジャー （Competent Manager）	組織化、効率的に追及
2	チームの力になるメンバー （Contributing Team Member）	目標達成のために
1	よくできる担当者 （Highly Capable Individual）	知識、技能、勤勉

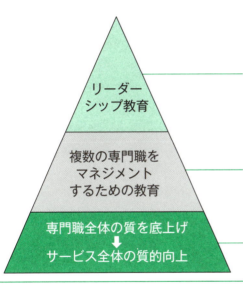

図1-7　IPEの目的別階層構造

リーダーとしてヴィジョンを持って努力し、メンバーへの刺激をもたらすことができること。そして、レベル5は、経営幹部として個人的謙虚さと職業人としての意志の強さを持つ必要があることです。

ただし、こうしたリーダーシップは、IPC（IPW）チームにおいて一人だけが求められることではありません。前述の繰り返しになりますが、チームメンバー全員がこうしたリーダーシップを身につけた時、そのIPC（IPW）チームは一層強力なチーム力を発揮できるからです。つまり、

IPEにおけるピラミッドの最終段階では、こうしたリーダーシップ教育をチーム力の観点からチーム全員に学習させることを推奨しています。

IPEの目的別階層構造を図1-7に示します。

（大嶋伸雄）

第1章　IPEのための知識

5 ヘルスケア・チームにおけるさまざまな連携

ヘルスケア・チームの定義

　IPC（IPW）についての公式な定義は存在しませんが、先に挙げたIPEの定義と意味的な概念は共通しています。一方で、英国のIPEの教科書には、「IPCにおけるヘルス（ケア）チームの定義」[3]として以下の例が頻繁に用いられています。

　「ヘルス・チームとは、健康に関するコミュニティのニーズによって決定された共通のゴール・目的を持ち、ゴール達成に向かってメンバー各自が自己の能力と技能を発揮し、かつ他者の持つ機能と調整しながら寄与していくグループである（WHO, 1984）」[3]

　こうしたIPCによる目標達成のためには、以下の3つの要因があります[2,3]。

❶効果的な協働を促進したりサポートを行ったりして、チームをコントロールする能力あるいはそうした意思があるか

　ここの意味は単純に考えます。チーム・メンバーが目標に向かって相互の専門性を活かした活動を行うことと、全体のマネジメントを意識して働く能力と意志を持っているか、という意味です。自分だけ良ければ、という孤立した専門職が一人でもいれば成立しにくい条件です。

> **▶▶▶▶学習のポイント◀◀◀◀**
>
> **ヘルスとケア**
> 「ヘルス」は日本語の「健康」という意味だけではない。衛生や保健、医療をも包含した概念である。一方の「ケア（care）」という語でも、治療から介護〜援助に至るまで幅広い概念を持つ。以前には「キュア（cure）」という用語が主に治療を意味し、ケアとは区別されて使用されていた。

❷協働的実践によって誰が利益を受けるのか、について合意がなされているか

利益を受けるのは、もちろんクライエントです。しかし、実際に専門職同士が目先のケアの成否に囚われてしまうと、つい自分たちの都合のよい方向に走りがちとなります。そうした意味においても常にチーム全体のことを考え、高い使命感を持てなければこうした合意はできません。

❸チームがお互いに生産的に活動を提供し、かつ満足が得られるかどうか

非常に重要なポイントです。日常よくみられるチームの反省と注意義務を主体とした思考からは、こうした評価は少ないです。しかし、チームという有機的な連携を意識して、生産的な活動を遂行するためにはチーム・メンバー個々の満足感が非常に大きな成因となります。

> ▶▶▶▶学習のポイント◀◀◀◀
> **研修やミーティングで必要な二つの視点**
> 振り返りのための研修会やチーム・ミーティングなどでは、よく反省点だけがクローズアップされてしまい、良かった点や効果的だったサポート方法のような事柄は後回しにされがちである。しかし、研修会やチーム・ミーティングでは必ず良かった点、反省すべき点など、複数の方向からの多角的な視点を持つことが重要である。対比によって焦点化された課題について、より客観的に分析できたり、新しいアイデアを創造することが可能となる。

★4…【病院や施設での連携教育・学習】(④p45)、【病棟における困難事例】(⑤p15)参照

> ▶▶▶▶学習のポイント◀◀◀◀
> **満足感を得るために**
> 自分の専門性と活動が、チームにどの程度貢献できたのか理解するためには、それなりの包括的な理解力が必要となる。それが出来ない専門職は自分の専門性による解釈しかできず、事態を正確に把握することも不可能となる。

病院・施設における多職種連携★4

限られた病院・施設内における多職種連携と、空間的・時間的概念が広範な地域における多職種連携は根本的に異なります。

図1-8は、大嶋らによる研究の一環で「患者中心の専門職連携協働サービスを構築するための全国調査(2011年度)」[18]からの引用です。全国約300か所の総合病院におけ、のべ4,500部門に対するアンケート調査の結果によるものです。個々の専門職種に対して、該当の専門職はあなたの専門職と連携するうえで「どのくらい重要か」、同じく連携するうえで「どれくらい問題があるか」というダブルチェック方式によるアンケートの結果です。それによると最も重要な順に、医師、看護師、理学療法士、ソーシャルワーカー、言語聴覚士、作業療法士、栄養士、薬剤師、

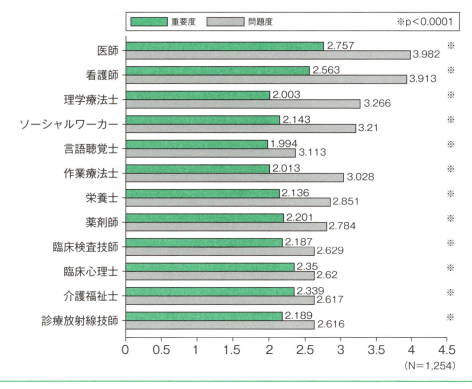

図1-8 各専門職における連携の重要度と問題度[18]
単位は5段階評価（重要度低い：1～重要度高い：5）のカード式尺度による

臨床検査技師、臨床心理士、介護福祉士、診療放射線技師となっています。図のグレーのグラフ部分はその職種に対する「連携上の問題点の多さ」を表しています。それによると、問題の多さを表す専門職は、やはり病院施設内において人数の多い医師や看護師となっています。

図1-9は、この調査をもとに作成された、一般的総合病院における多職種連携の階層構造モデルです。それによれば総合病院内では、各専門職がそれぞれ勤務するための拠点となる場所が存在し、概ねそこを中心に活動するため、接触する他の専門職者などが限定されてしまうことを示しています。総合病院の主たる業務は医療提供であり、そのために診察、診断、処置の医療業務を担う医師を中心とした体制が組まれています。次に、そうした医師の診療補助を行う看護師は医師とともに、外来や入院業務で幅広く活動しています。次いでそうした医療業務を支える、リハビ

> ▶▶▶▶ **学習のポイント** ◀◀◀◀
>
> **連携の重要度の意味**
>
> 図1-8のアンケートでは各職種への投票権はたとえ人数の多い（看護のような）部署であっても1票だけである。しかしながら、連携することが必要な専門職という意味では、日常的にやり取りが多い部署（専門職）という解釈に繋がってしまう。その結果として、結局、人数が多い専門職が重要度も高いレベルに位置づけられた側面もあると考えられる。

> ▶▶▶▶ 学習のポイント ◀◀◀◀
> **病院の機能**
> 病院において、ある特定の専門職が多数配置されていることには意味がある。つまり病院には「ヒトを治す場」としての機能が期待されており、必然的にそのための専門職を必要な人数だけ配置する。その結果、医師と看護師による治療体制を組織の中心において、それらを援助する他の専門職が周囲に配置されている。よって、一般病院における専門職間の関係性とは、地域医療の現場とは全く異なる、分業に近い体制であることが理解できる。

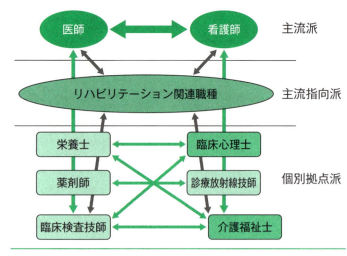

図1-9　病院内における多職種連携の階層性[18]

リテーションや臨床心理によるサポートの仕組みと、薬剤部、臨床検査、栄養課、などが配置されています。結局のところ、病院という組織内ではある一つの専門職の人数が多ければ多いほど存在感が大きく、他専門職が接触する機会や業務上の関わりが多くなるのは必然的な状態であるといえます。もちろん、総合病院の業務においてはたとえ少人数の専門職であっても、その専門的役割と重要性は高いといえますが、臨床検査室、放射線室などに配置されることで場所が限定されるため、他の専門職と連携するというより、役割分担という分業に近いシステムに組み込まれてしまう場合が多いといえます。

★5…【地域ケアでの連携教育・学習】（④p67）、【地域・在宅ケアにおける困難事例】（⑤p61）参照

> ▶▶▶▶ 学習のポイント ◀◀◀◀
> **地域における多職種連携**
> 病院の日常では、同じ場所に複数の専門職者がいるが、地域での在宅患者（クライエント）宅を訪問するチームケアでは、それぞれが別々の時間帯となる。チームが実際に会うのはミーティングなどの時だけになるので、チーム連携の真価が問われるのはこうした状況での連携協働の結果にある。

地域における多職種連携★5

　一般病院ではクライエントが、高度な医療を求めて病院にやってきます。しかし、地域医療の場とは、対象者が日々暮らす生活の場です。そこに複数の保健・医療・福祉専門職がやってきてそれぞれの役割を果たすことになります。通常は専門職同士が一緒に訪問することは多くありま

せん。また、ケア会議など以外に対象者の情報を共有する場面も少ないのが現状です。ですから、ここでは各専門職が一人ひとり自律性を保ってクライエントに接しなければなりません。ある意味において、本当の専門職連携とはこうした地域医療（ケア）の現場で試されることになります。

地域ケアにおける多職種連携のための話し合い

多くの専門職がチームとして集う地域ケアの現場では、実際にどのような話し合いがなされているのでしょうか。ここではそれぞれの専門性の枠を超えた情報共有がなされていますが、まず最初のチームミーティングでは、原則的に**専門用語をあまり使わない**ことで議論が進みます[19]。それぞれの専門性の知識を表す専門用語とは、他の専門職には容易に理解できない場合があります。つまり専門職同士が議論を行う、地域のケア会議（サービス担当者会議）などの場では、うまく意見がかみ合わなかったり、クライエントの情報共有などができない可能性があります。たとえば、理学療法士と作業療法士がリハビリテーション患者の状態について専門的に議論する場合では、全く問題はありませんが、そこに介護福祉士や、ソーシャルワーカーなどが入るとお互いの意思疎通がうまくいかなくなります。そこでいかに情報を共有するのか、という工夫が必要となってきます。

> **▶▶▶▶ 学習のポイント ◀◀◀◀**
> **専門用語を使わない**
> さまざまな専門職のいる会議では、専門用語を使わないことが共通理解を深めるための最善の方法だといわれている。しかしその反面、より多くの時間も必要となる。

> **キーワード**
> 【サービス担当者会議】
> 介護保険における重要な会議として位置づけられる。ケア・プランの原案をケアマネジャーが作成してサービス調整を行った後、看護師、理学療法士、作業療法士、ソーシャルワーカー、介護士などのチーム・メンバーを集めてケア・プラン内容を検討したりする。つまり、チーム・メンバー同士による目標の確認や評価結果のすりあわせ、対応策の検討などを行う。

多職種連携のための情報共有
―ジェノグラム、エコマップ―

図1-10のジェノグラム（genogram）は、援助者がクライエントを中心とした家族関係を理解するために作成される図のことを意味します。そこでは単なる家族紹介ではない、広範な関連情報が提供されます。

地域のIPC（IPW）による援助の仕組みは、多職種によ

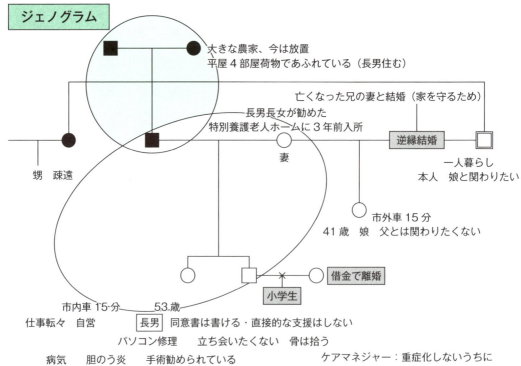

図1-10 「ジェノグラム」による情報共有の例[20]

キーワード

【エコマップ】
援助者が、対象者を支援するために対象者本人、家族、社会資源の関係性を図にしたもので、生態地図ともいわれる。1975年にAnn Hartmanが考案した。主に社会福祉、障害者領域、医療・介護、教育などの分野で支援記録を作成するために使われる。

るクライエントの情報共有から始まります。やがて、情報共有から「クライエントの評価」→「援助目標の設定」→「援助方法の検討」→「専門職ごとの活動」へと繋がっていきます。

ここではケア・マネジメントにおけるケア会議での例を示しますが、多職種によるクライエント評価から援助方法の検討場面で、こうした「ジェノグラム」[20]や「エコマップ（図1-11）」[21]ならびに「援助プラン」などが専門職全員の前で、大きなホワイトボード（またはビデオ・プロジェクターなど）上に提示されます。こうして、すべての情報が

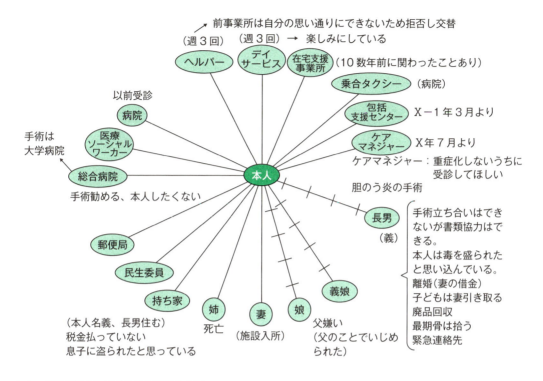

図 1-11　エコマップによる情報共有例[21]

"見える化"された資料を前にすべての専門職が意見交換することが、専門領域を超えた情報共有の場として必須の段取りになります。なぜなら、同じ表現でも専門性の違いによって受け取り方が異なったり、視点が変わる可能性があるためです。情報共有の絶対条件は、難しい専門用語を排除することと、対象者の情報のわかりやすさ、参加者全員の意見が反映される"見える化"が必要になります。そして、こうした情報共有が多職種連携における共通性を構築するための"一般性"として、チームを構成する専門職全員の共通基盤となるのです。

> **学習のポイント**
>
> **予防には教育が重要**
>
> 疾病予防、介護予防、認知症予防など、全ての予防的行動変容には、必ず対象者自身による"気づき"が必要となる。そうした強い意欲を導き出すためには、複数の専門職による"教育"が重要になる。なぜなら、複数の専門職がそれぞれ別々の考え方を伝えては、対象者における教育効果は半減するからである。つまり、ケアだけでなく教育においても多職種連携が重要なキーとなる。

4 疾病予防・非常事態などにおける多職種連携

　保健・医療・福祉領域の専門職によるIPC（IPW）では、病気や障害を持つクライエントに対するアプローチだけにとどまらず、社会のさまざまな問題や課題に対する広範な支援においても極めて有効に活用されます[3]。多くの職域における健康問題、健常高齢者の介護予防・認知症予防、さらには大規模災害時における救急医療体制から、地域社会の健康と疾病予防に至るまで幅広い活躍がIPC（IPW）に期待されています。

企業における職域ヘルスケア・チーム

　一般社会において、隠れた疾病予備軍とその原因となる職場環境の変化が徐々に増えています。特に、昨今話題となったブラック企業の存在や多くのサービス残業などが、勤労者の"うつ病"（表1-2）[19]を引き起こし、やがて自殺や過労死といった悲惨な事件や事故に繋がるケースが増加してきています。

　それらと関連する産業保健とは、勤労者が不健康にならないように予防し、健康的な生活を実現するための仕組みと活動を意味します。労働安全衛生法に基づいた産業医や衛生管理者の配置と、作業環境管理、作業管理、健康管理の三管理が企業の管理責任者の義務になっています[19]。企業や官公庁での長期療養者の70～80％が、精神疾患であり、その最大多数はうつ病です[22]。次いで、アルコール依存症、職場不適応症、神経症、統合失調症などとなっています。

　ケースごとにそれぞれ対応が異なりますが、産業医と看護師だけでは対処が難しいケースが多く、できるだけ職場内に健康管理チームを設置して、体系的な保健システムを

> **キーワード**
>
> 【産業保健】
>
> 一般的企業は事業活動を通じて多くの付加価値を生み出しているが、その付加価値の源泉とは「人材」つまり人であり「多くの人材が健康で、安心して働ける職場作り」が、企業の存在を確固たるものとし、永続的な活動循環を保障することから、産業における最も重要な指標の一つとなっている。

表1-2 うつ病における各種の身体症状の出現率[22]

症状	出現率（%）	症状	出現率（%）
睡眠障害	82〜100	めまい	27〜70
疲労・倦怠感	54〜92	耳鳴り	4〜49
食欲不振	53〜94	異常感覚	53〜68
口渇	36〜75	頭重・頭痛	48〜89
便秘・下痢	42〜76	背痛	20〜39
悪心・嘔吐	9〜48	胸痛	36
体重減少	58〜74	腹痛	38
呼吸困難感	9〜77	関節痛	30
心悸亢進	37〜60	四肢痛	25
性欲減退	60〜78	発汗	20〜71
月経異常	41〜60	振せん	10〜30
頻尿	60〜70	発疹	5
かすみ目	23〜51	日内変動	85〜95

構築することが求められています[19]。

また、疾病を持った患者や障害者ができるだけ早期に社会復帰、職場復帰できるように病院などの多専門職チームと、こうした各職場における健康管理チームとが連携する必要性も社会的に高まってきています（図1-12）[19]。とくにがんなどを患いながらも職場に復帰したい患者や、慢性

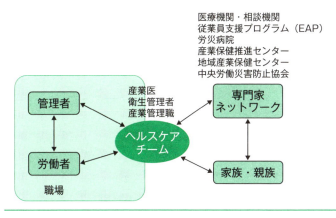

図1-12 健康を守る中核としての職域ヘルスケア・チーム[19]

> コラム
>
> ### 企業で増えつつある"うつ病"について
>
> 　人間の考え方、つまり思考はどこから来ているのでしょうか？　通常であれば、それまでの人生経験や積み重ねてきたさまざまな記憶、個人個人に特有の情報処理様式などから思考は成り立ち、周囲の環境（人、場、状況など）からもたらされる刺激や働きかけを受け止め、判断を繰り返しながらさまざまな対応を行い続けています。
> 　その時、人間の精神が正常な状態であれば、ほぼ半自動的な対処や対応が可能ですが、何らかの強いストレス状況やちょっとした危機に陥っている状態にいると、不安感や抑うつ感が強まり、物事の処理に適応できなくなります。その状態では、普段考えられないような思考（認知）の偏りが生じてしまい、判断ミスなどが続けざまに起こります。つまり、何らかの原因がきっかけで抑うつ的な思考が生じることで、精神のバランスに歪みが生じて気分が落ち込み、それが人間の行動にまで影響を及ぼすようになるのです。
> 　たとえば、仕事上で強いストレスを感じたり、業務上の失敗が重なり「本当に自分はダメな人間だ」という思考が生じてしまうと、生きがいや将来への明るい見通しが減少し、徐々にやる気を失ってしまいます。さらに、そうした心理状態が原因で、大きな失敗などをしたことがきっかけとなり、抑うつ的な気分が強まり抑うつ的行動の連鎖に陥ってしまうのです。こうした悪循環をいわゆる「うつ病スパイラル」（図)[23]と呼びます。
>
>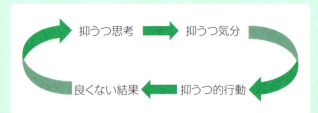

病を患いながら職場に戻ろうとする患者への援助関係において、IPC（IPW）は欠かせない仕組みになっています。

大規模災害時に必要な医療と行政・他との連携の必要性[★6]

★6…【被災地医療支援や国際保健活動における連携教育・学習】（④p93）参照

　2011年3月に発生した東日本大震災では、地震や津波などにより多数の方が死傷し、医療機関も施設の損壊や電力供給の停止などの影響により診療の継続が困難になるなど、極めて深刻な被害を受けました。また、その震災によって被災地では、保健所や市町村といった地域の公衆衛生の拠点としての機能にも大きな支障が生じたため、他の都道府県の保健所や市、関係団体から多数の職員が被災地

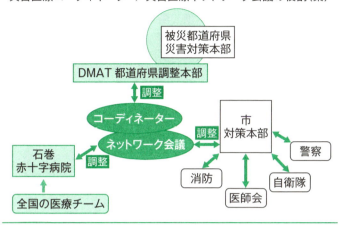

図1-13 東日本大震災における医療・行政（警察・消防・自衛隊）間の連携[24]

> **学習のポイント**
> **広域連携**
> こうした大規模災害では、その地域のみならず、全国的な規模の連携が必要になる。こうした多層的連携においては、まずそれぞれの専門領域ごとで階層的に考え、その後、横の階層構造を縦の関係性で捉えれば混乱は避けられる。

に派遣され、長期にわたってさまざまな支援活動が行われています。こうした視点から見えてくるのは、大規模災害時には、単なる病院・施設内における多職種連携や地域におけるチームケアなどの枠組みを超えた、大規模な、そして非常に多くの専門職間の連携が広域圏で行われる必要があるということです。

さらに、住民の避難生活が長期化した場合、被災者の健康管理、防疫活動などが地域のニーズ・実情に応じて適切に展開できるよう市や県、保健所をはじめとする関係機関の緊密な連携体制を確保する必要があります。また、被災規模によっては、他の都道府県などから支援チームの派遣も想定した大規模・多専門多重組織間での連携への検討も重要となります（図1-13）[24]。

（大嶋伸雄）

> **学習のポイント**
> **連携の経時的変化を予測し対処する**
> 大規模災害時にはまず住民の命を救うため、医療・警察・消防などの組織連携が最重要となる。その後、災害から概ね72時間を過ぎれば、全体の流れは医療中心から被災者の生活支援へと軸足が移っていく（実際にこれらは並行して進む）。この間、援助側組織の連携と活動は休みなく24時間稼働するが、実際にそこで働く専門職者たちには交代が必要となる。その際、専門職者でありながら被災者でもある人々に対しては、早期の交代のために他の災害のない地域から交代する専門職を集める方略なども重要になってくる。

第1章 IPEのための知識

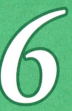

多職種連携とIPEにおける障害

★7…【専門職の連携・協働にあたって乗り越えるべきもの】（①p19）、【臨床における多職種連携・協働の論点〜多職種連携・協働の落とし穴〜】（④p15）参照

1 IPC（IPW）におけるチームの阻害要因★7

Leathard[3]はIPC（IPW）を実施するうえで、チームの阻害要因となるものを以下7つ挙げています。こうした現実をしっかりと認識し、常に念頭においてそれらを克服し、チームメンバー全員による良好なIPC（IPW）を構築する必要があります。

▶▶▶▶ 学習のポイント ◀◀◀◀

異なる教育
たとえば同じ「解剖学」でも看護と理学療法・作業療法の学生では学ぶ内容の質や量も異なる。最近、共通科目として全専門学生に提供する仕組みが議論されているが、IPEでは、単に同じ講義を同じ教室で同時に受けるだけではなく、他の専門学生との中身の違いをお互いに認識しながら受講することを推奨している。

異なる教育と専門の背景（文化）

それぞれの保健・医療・福祉専門職種は、別々の教育と職業的な背景（文化）が備わっています。たとえば、医学では学問の源流から「ヒポクラテスの誓い」が存在し、同様に看護では「ナイチンゲールの誓い」があります。一方で、理学療法士や作業療法士などには、他の専門職にない専門理論や技術が存在しますが、医学や看護学のような文化は存在しません。こうした専門教育と職業的な背景・文化の違いは、当然ながら各専門職の間でもさまざまな視点と思考方法に違いがあることを示しています。

▶▶▶▶ 学習のポイント ◀◀◀◀

専門的役割の希薄化への不安
自分の専門的役割が自覚できなくなると、希薄化への不安から、他の専門領域へ役割を拡大しようとする。専門職の間で、どちらが行う役割なのかわからない曖昧な領域があったとしても同じような現象が生じる。そのことにより、さらに専門職間の葛藤が高まる悪循環へ陥ってしまう。

専門的役割の希薄化への不安

自分の専門職としてのアイデンティティや役割が、他の

専門職によって侵された、と感じたり、チームにおいて自分の存在感がなくなってしまう、希薄化することへの不安が生じてしまうと、お互いの信頼関係が崩壊してしまい、全体の連携に支障を来すことになります。

組織の相違

　病院・組織などではチーム構成員である専門職が、それぞれの職種ごとの組織に所属している場合がほとんどです。医師は医局、看護師は病棟や外来、理学療法士と作業療法士はリハビリテーション部門に所属しています。これは従来の病院や組織において、通常に組まれている「縦の関係」です。しかし、チームでは少しだけ違います。縦の組織を横断する「横の組織」になります。つまり横の繋がりであるチームのメンバーは、縦の組織にも所属する二重所属となります（チームが主たる所属の場合もあります）。一方で、地域医療サービスの関係部署に勤務する場合、主たる所属は、多職種で構成されたチームである場合が多くなります。この場合、個々の専門職が、その専門職を代表する役割を担う場合が多くなりますが、実はこれがチーム連携における課題の一つとなります（個人の能力に委ねられてしまう）。

　また、専門職が元々持っている役割の性質上、それぞれの組織的性格も異なっています。医師や看護師は病院・施設全体をまんべんなくカバーする専門職ですが、薬剤師や栄養士、放射線技師などは拠点となる場所から全体に貢献する拠点型タイプになります。また、理学療法士と作業療法士、言語聴覚士は、基本的に自分たちの部門を持ちながら、他の2職種とも緊密に連携しなければなりません。そうした専門職の背景にある組織形態の違いはチーム・ワーク上の障害となります。

> ▶▶▶▶ 学習のポイント ◀◀◀◀
> 報酬のための競争
>
> 自らの専門職がある役割において世間一般から認められる証拠が報酬である。つまり報酬が得られなければ自分の役割に対する認知がされていない、ということに繋がるため、しばしばこうした競争に拍車がかかってしまう。

報酬のための競争

　例として、地域における訪問リハビリテーションで、理学療法士と作業療法士どちらか一方が訪問リハビリテーション業務を行えば良い場合など、ニーズに対応した専門的役割で判断すべきです。しかし、マネジメントする人物の知識不足などにより、そうした必要性ではなく、単純にお互いが競争になってしまう場合などが挙げられます。

互いのサービス・サポートの欠如

　仮に、一人のサービス対象者に提供されている、ある二つの専門領域に挟まれた部分へのサービスで、二つの専門職者がお互いに「あの部分はあちらの専門職が行うべきだろう」と考えてしまい、お互いが情報共有を行っていない場合などに表面化します。結果として、その部分のサービス提供が抜け落ちてしまうことになり、いわゆる"お見合い状態"のような事態が発生します。

> ▶▶▶▶ 学習のポイント ◀◀◀◀
> 均一性の欠如
>
> 役割や報酬のための競争とは異なり、ある専門職が行うべき役割が、その専門職のスキル不足で遂行されていない場合、別の専門職が代行する場合の例を説明している。特定の役割として部分を援助するだけなら何も問題は起きないが、やがてそれが常態化してしまうと、援助する専門職はやがてそれを自分の役割だと認識し、それが拡大すれば報酬を求めて分担の再構築を求めてしまう。

専門職としての均一性の欠如

　同じケア・チームで、たとえば10年目のベテラン専門職と、1年目の新人専門職が一緒に働く場合に起こります。10年目以上のベテランの看護師と理学療法士が、新卒の作業療法士と一緒のチームを組む場合、個々の専門性によって異なるレベルのサービスを提供することになってしまわないように、看護師と理学療法士は新卒の作業療法士の分をカバーする措置が必要になるかもしれません。

乏しいコミュニケーション

チームで一番重要となる情報共有は、所属するメンバー同士のコミュニケーションによって成り立ちます。つまり、何らかの理由で、チームのコミュニケーションがなければすべての連携において、質の低いサービスが提供されることになってしまいます。

2 IPEの阻害要因[★8]

★8…【IPEの実施】(①p57)、【IPE推進における課題：専門教育の中に割り込むことの大変さ】(①p67) 参照

Leathard[3)]はさらに、IPEを阻害するものとして以下の6つを挙げています。

異なる、または両立しない目標

それぞれの専門職教育には当然、教育目標があります。最終的には専門職として社会に出て活躍することであり、そこはほぼ共有できる共通教育目標ですが、そこに至るまでの教育課程ではさまざまな違いがあります。たとえば、看護教育ではクライエントに対する一つの「援助目標」を考えます。同時に理学療法士、作業療法士、ソーシャルワーカーなども同じような教育を受けていると仮定しますが、それぞれの援助目標が異なるため、異なる職種が一緒にチーム演習を行うのは有害だと考えてしまう教育者がいるかもしれません。そうした場合の「援助目標」のすりあわせ方や、共通してできること、あるいは、別々の方がよい場合など、援助を行うための方法論にまで共有する教育目標を設定することは困難を伴います。

> ▶▶▶▶ 学習のポイント ◀◀◀◀
> **教育目標の違い**
> 各専門性における教育方針・教育目標の違いの根底には、それぞれの文化が存在する。医師は「ヒポクラテスの誓い」、看護では「ナイチンゲールの誓い」が有名であり、その他の専門職にもそれぞれの文化がある。こうした違いの他に、同じ専門職であっても養成校、学科ごとの教育にはDP（ディプロマ・ポリシー）、CP（カリキュラム・ポリシー）、AP（アドミッション・ポリシー）などが介在するため、決して一様ではない。

専門職制度

　専門職制度とは、専門的な職務についての知識や技術を持つ専門職が、自分たち自身で管理、運営していくシステムのことです。ですから、専門性が異なればそれぞれのシステムも異なります。例として、病棟で勤務する看護師は、一人の患者を24時間ケアするため、2交代または3交代制など複数でみることが普通ですが、理学療法士や作業療法士、言語聴覚士などでは、基本的にクライエントには一対一で対応しながら、他のリハビリテーション専門職と共同でリハビリテーションを進めていきます。そうした仕組みの違いがIPEの障害になることがあります。

 ## 専門性の背景（文化）

　それぞれの専門性における専門知識や専門的技能には、歴史的背景や文化があります。医学生には「ヒポクラテスの誓い」があり、看護学生には「ナイチンゲールの誓い」があります。そういった歴史的経緯や、専門職としての成り立ちの違いが、チームメンバー同士の認識に違いを生じさせたり、同じ対象者に対する考え方の差異となったりする場合があります。そうした、職業的思考の違いがIPE推進上の障害となることがあります。

 ## 専門用語

　医学の専門用語は、福祉系専門職にとって耳慣れない用語です。また、その逆に福祉系の用語や知識も医療系専門職にとっては外国語のごとく感じることがあるかもしれません。自分の話す相手が他の専門職の場合、こうした専門用語の多用は連携の妨げとなります。一般的な言い回し

キーワード

【専門用語が持つ意味合い】
たとえば「声かけ」という用語一つをとっても、職種によりその意味合いが異なる。ソーシャルワーカーは「相手からの情報収集」、理学療法士・作業療法士は「患者が訓練中、他の方向に注意が逸れないよう、気つけの意味で相手に声をかけること」、看護師は「その時の患者の状態チェック」などであり、もしカンファレンスなどでこの用語が使用されても、全員の理解が異なっている場合もある。

で、誰にでも理解されるように話を工夫する必要があります。ただし、理学療法士、作業療法士、言語聴覚士というリハビリテーション専門職の間には共通の専門言語が存在し、また、医師や看護師、薬剤師、さらに診療放射線技師や臨床検査技師の間でも通常の業務上、共通する専門用語が数多くあります。こうしたグループ関係の中では専門用語は全く障害になりません。つまり、相手によって専門用語を使い分ける工夫が必要となります。

 分離した専門教育と定型化

専門職の養成課程には長い歴史があり、それぞれの特色を備えています。たとえば、看護教育や理学療法教育・作業療法教育などにおいて専門基礎教育科目群が存在しますが、たとえ同じ「解剖学」「生理学」「内科・外科学」であっても、それに含まれる内容や知識量には必ず違いがあります。近年、IPE理念の普及などもあって、できるだけ同じ科目を複数学科の学生へ履修させる傾向が高まっていますが、すべてで歩調を合わせることはなかなか困難です。専門別に学ばせることが当然のごとく慣習化されていますが、そこから本来、一緒に学ぶべき共通部分が排除されてしまうと臨床における多職種連携にも大きな負の影響を及ぼすことになります。

 乏しいコミュニケーション

同じ大学の中にある医療系、福祉系の学科なのに、合同で実施される授業や演習がほとんど存在しないというケースが往々にしてあります。学生のうちにチームケアの基本を学ぶ良いチャンスなのにもったいない話です。たとえ、1年生の時に一緒に一般教養科目を受講する機会があっても、教員が意識的に専門の異なる学生同士を相互交流させ

▶▶▶▶ **学習のポイント** ◀◀◀◀

コミュニケーション
会話だけが、コミュニケーションの手段ではない。最近、ICT（情報通信技術：Information and Communication Technology）の進化により、介護保険制度におけるサービス担当者会議をパソコンや情報端末を使って行うことを認可するよう求める動きが出ている。これまでは不可能（保険点数の算定基準外）であったが、今後Skypeを使った担当者会議や堅固なセキュリティによるSNS方式の情報共有化の展開についても可能性が広がっている。

る仕組みを作らなければ連携のための学習とはなりません。しかしながら、もし仮にそうしたチャンスがふんだんに用意された大学であっても、参加する学生間のコミュニケーション力が乏しく、相互交流できなければ、連携学習が成立しません。

　実際、コミュニケーション力とは個々人が大学に入学する以前から身につけているはずの能力ですが、とくに保健・医療・福祉系の専門職では必須の能力です。ですから概ね多くの学生はそうした技能や素質を持ちながら入学してくるはずです。ところが、せっかくそうした多職種の学生たちが養成校に集ったとしても、将来にわたって重要な技能となる大切な連携学習をする機会がIPEによって活かされないと、絵に描いた餅になってしまいます。養成校の卒業後、資格を取得してから多職種間のコミュニケーションを始めても、すでに思考が縦割りの専門性に染まっていると、そこから有意義な連携学習を行って役に立つコミュニケーション力を身につけるまで多くの時間を要することになります。

〔大嶋伸雄〕

第1章　IPEのための知識

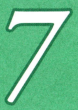

ICFでみる専門性の違い

1 ICFについて学ぶ

ICFの目的

　国際障害分類（ICIDH：International Classification of Impairments, Disabilities, and Handicaps）とは、病気や障害がもたらす結果について説明するために世界保健機関（以下、WHO）が1980年に作成した分類です（図1-14）[25]。対象は病気や障害を持つ人で、障害におけるマイナスの側面を整理するモデルです。機能障害が生じると能力障害がもたらされ、能力低下があると社会的不利に結びついてしまうというイメージが強く出ています。つまり、障害が一方向的に生じるという誤解を招きやすいうえ

> ▶▶▶▶学習のポイント◀◀◀◀
> **ICFは共通言語**
> ICFは、保健（行政も含まれる）・医療・福祉の専門職にとってお互いの共通理解を促すための共通言語であることを目指している。

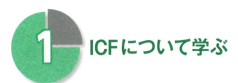

図1-14　国際障害分類（ICIDH）[25]

表1-3 ICFの目的[26]

ICFの目的
1：健康状況と健康関連状況、結果、決定因子を理解し、研究するための科学的基盤の提供
2：健康状況と健康関連状況とを表現するための共通言語を確立し、それによって、障害のある人々を含む、保健医療従事者、研究者、政策立案者、一般市民などのさまざまな利用者間のコミュニケーションを改善すること
3：各国、各種の専門保健分野、各種サービス、時期の違いを超えたデータの比較
4：健康情報システムに用いられる体系的コード化用分類リストの提供

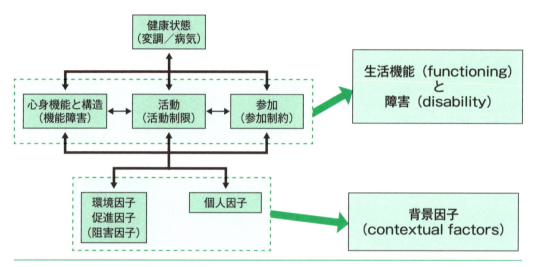

図1-15 ICFの構成要素[25]

▶▶▶▶ 学習のポイント ◀◀◀◀
ICFは障害の見方を変えた
障害とはどうしても完治しないことを意味するので、人によっては「治らなければ自分は何もできない」というマイナス思考に陥りやすい。ICFには、そうした発想を変えて対象者の行動変容を促し、人々の思い込みを変える働きがある。「障害は障害。完治できなくても自分の生活で出来ることはたくさんある」というポジティブ思考を促す。

に、個人のプラス面が整理できない、環境因子についても整理できない、本人の主観的側面が含まれない、といった欠点があると指摘されるようになりました。その結果、2001年にICFへ改定されました。

ICFの目的を表1-3に示しています[26]。以下、それらの目的の補足説明です。

①ICFは、患者の健康状態（疾患）が生活にどのような影響を与えているのかを科学的に理解するための基盤を提供することを意味します。生活にはさまざまな要素があるため、構造化して分析的に捉える必要があります。ICFでは図1-15に示すようなモデルを提供し、専門職などが患者の生活像を捉え、共有するための枠組みを提供しています[25]。

②ICFの概念が全世界の保健・医療・福祉専門職や患者に共有されていることを意味します。ある専門職が関わる他の専門職はすべてICFについて理解しています。つまりICFを用いると全職種が共通の枠組みを用いてディスカッションすることが可能になるといわれています。
③ICFの「共通言語」という特性により、分野を超えた研究や国際的な研究が容易になることを意味します。
④分類リストが提供されることを意味します。この分類リストはさまざまな使い方ができますが、保健・医療・福祉専門職の場合、患者の状況を表現する観点の"カタログ"として利用することで、対象評価についての見落としや視点の偏りに気づくことができます。

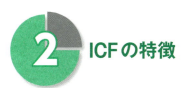

ICFの特徴

ICFの特徴は以下の通りです[26]。

すべての人に適用できる

ICFは「障害を持つ人」だけではなく「生活する人」のすべての状態を説明することができるという特徴を持ちます。このことはICFが患者の「生活の全体像」を整理するためのモデルであることを意味します。このためICFは専門職が検査結果や情報を当てはめて整理し、「生活の全体像」を容易に捉えることができるようにするツールとして活用できることを意味します。

肯定的な側面と否定的な側面の両方が整理できる

　図1-15を見ると、ICFが「生活機能と障害」「背景因子」の二つの部分に分けられていることがわかります。

　「生活機能と障害」の構成要素は、「心身機能と構造-機能障害（構造障害を含む）」「活動-活動制限」「参加-参加制約」の3つの部分からなります。「心身機能と構造」「活動」「参加」は"問題のない（肯定的な）"側面を示し、これらを合わせて生活機能（functioning）と呼びます。一方、「機能障害（構造障害を含む）」「活動制限」「参加制約」は"問題のある（否定的な）"側面を示し、これらを合わせて「障害（disability）」と呼びます[25]。

　「背景因子」の構成要素は「環境因子」と「個人因子」です。「環境因子」は「促進因子」と「阻害因子」に分けられ、前者は肯定的な側面、後者は否定的な側面を示します。「個人因子」については肯定的な側面も否定的な側面の区別もしません。これは「個人因子」は個人の人生や生活の特別な背景を示すため、肯定的な見方も否定的な見方もできないからです。

　以上を見るとICFは"問題のない（肯定的な）"側面と"問題のある（否定的な）"側面の両方を対比して情報を整理できることがよく理解できます。

> **キーワード**
>
> 【肯定的な側面と否定的な側面】
> 「肯定的な側面」「否定的な側面」という表現の他にWHOは、「問題のない（中立的な）側面」「問題点」という表現を用いている。また、臨床では「プラス／マイナスの側面」、「ポジティブ／ネガティブな側面」と表現される場合もある。

 ICFからみた回復期病院における専門職の特性

　図1-16は、ある回復期病院における各専門職種の専門領域と働きかけの方向性をICFの概念図のベクトルで示したものです[7]。

　医師は、「治す」ための医療技術を提供するという立場から、「心身機能・身体構造」に専門性の基点をおいて、そこから対象者の「活動」「参加」の方向を眺めます。看護師

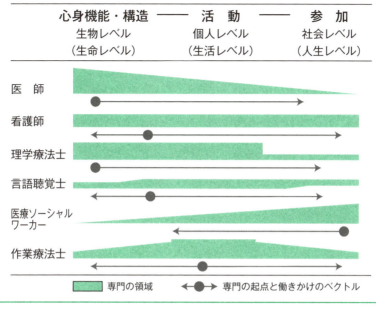

図1-16 ICFからみた各専門職種の専門領域と働きかけの方向性[7]

も医療補助という役割と病棟での生活をみる基点から、全般に3領域全体に幅広い役割を持ちます。理学療法士は治療・訓練の専門性から、やや医師と同じ基点、同じような専門領域を持ちますが、「活動」「参加」に関しては医師よりも関与できる専門的役割が多めです。言語聴覚士は、やや「活動」寄りの基点から、やはり対象者の言語機能や咀嚼・嚥下機能に対する治療・訓練を専門的役割として担いながら、「活動」「参加」の方向に向かう専門性を有します。

これらの職種と正反対の基点と専門役割を持つのが、医療ソーシャルワーカーです。対象者をみる視点、専門性の基点は生活の場である「参加」と「活動」にあります。そこから医療サービスとしての「心身機能・身体構造」を眺めるスタイルです。さらに作業療法士は、その広い守備範囲が特色でもあり、身体障害領域の急性期病院では、なかなか独自性を発揮するのに苦心する場合があります。しかし、こうした回復期の病院ではその"守備範囲の広さ"と他の専門性との接点を多く持つという特性を活かし、「活動」を基点として「心身機能・身体構造」や「参加」にも役割範囲を持つ職種なのです[7]。

こうして、ICFの観点から各専門職の専門性を俯瞰すれば、多職種連携を行ううえでのさまざまな色合いが見えてきます。いわゆる専門分化が進みすぎると、それぞれの役割分担やケアの効果や効率性に疑問が生じることがよく知られています。しかしながらそうしたネガティブな要因を克服し、図1-16の例でいえば、入院治療全体の流れから適切な時期に適切な介入を行う切れ目のない、シームレスな連携の視点を持って対象者の退院後の生活を十分に視野に入れ、各専門職間の連携構築を推進する必要があるのです。

4 ICFからみた病院と地域におけるIPC（IPW）の特性

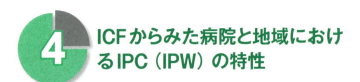

　前述したように、総合病院という多くの専門職が集合した場において、外部から訪れた対象者（患者）に対応する医療サービスのシステムは、複数の専門職が一人の対象者に向けて互いに協働するという意味よりも、専門機能別の拠点（場所）に対象者自身が必要に応じて各部門を移動するイメージが先行します。いわゆる専門的役割の効率化と合理化から生じた医療の分業体制による連携、というニュアンスの方がふさわしいのかもしれません（図1-17）[18]。時には「手術時の外科医と看護師によるチーム医療」というニュアンスも存在しますが、その場合でも「高度に成熟した医療的専門性による分業」と言い換えることも可能です。

　一方の地域医療・ケアの領域では、対象者の自宅での生活を基盤に、あるいは施設という生活の場に専門職が出向いて対象者を援助します。そこには医療ニーズだけでなく、さまざまな生活を取り巻く環境や、家族一人ひとりの動向も影響する場合があるため、多重の課題や問題が対象者の周辺に存在する場合が多い、というのが実情です[27]。図1-18は、対象者に医師が訪問診療を行い、その結果を

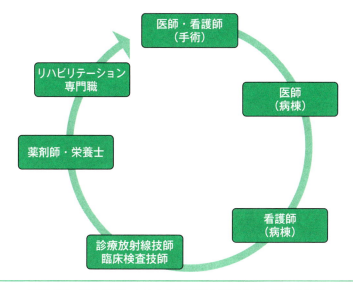

図1-17　総合病院における各専門職の役割分担と組織的連携

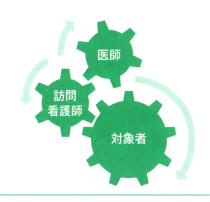

図1-18　全ての専門職に他専門職と連携する能力が求められる地域医療・ケアの現場

受けて訪問看護師がサポートを行う、というイメージです。図1-17の総合病院におけるシステマティックな専門職の対応とは全く異なります。さらに、家族問題や経済的な問題、生活環境の問題や課題など、対象者の生活を取り巻く環境自体が医療の質を大きく変化させる場合もあります。そうした多重問題を解決するために、担当する専門職たちがお互いに連携して情報共有をしながら目標を共有し、最も効果的な介入をそれぞれの専門性から実行しなければなりません。

つまり、すべての**地域で働く専門職**は広範な一般知識

▶▶▶▶学習のポイント◀◀◀◀

地域で働く専門職

地域で働く専門職は、総合病院で働く専門職以上に、自分の専門性を再確認して自立する必要がある。つまり保健・医療・福祉を学ぶ専門学生は、IPC（IPW）の概念を自ら育むために他の専門職とのダイナミクスを学生のうちから経験し、相互関係性を知る必要がある。そのためにもIPEは非常に重要な教育機会なのである。

7　ICFでみる専門性の違い●53

と、保健・医療・福祉専門領域における必要知識を学習し、柔軟な思考と適応力を有して対象者の生活全体を概観できる視点から、チームに共通する目標と自分の専門的役割を理解し、他の専門職たちと協調して介入できる能力が求められているのです[27]。

(大嶋伸雄)

第1章 IPEのための知識

8 他の専門職と専門性を理解する

専門職同士が連携して、**生活者・患者**に最善の保健・医療・福祉のサービスを提供するためには、自分の職種だけでなく、他の専門職がどのような専門性を持ち、何を考えているかを理解する必要があります。他職種から自分が何を求められているかを考え、行動することも大切です。この節では、お互いに連携し合うさまざまな専門職（health professionals）について学びましょう。

> **▶▶▶▶学習のポイント◀◀◀◀**
>
> **生活者・患者**
> サービスを提供する相手は、病気の治療を受けている患者だけではない。高齢者、乳幼児、子どもなど、地域で生活している人々に対して最善を尽くすことが、専門職には期待されている。

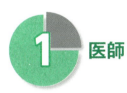

1 医師

医師（physician, medical doctor）は、患者の訴えに耳を傾け、患者の様子や検査結果などを統合して病気、怪我を診断します。そしてその内容を患者本人や家族に説明し、同意を得たうえで適切な治療を行い、患者が不安なく社会に復帰するために最大限に努力する責務があります。また、医学的な専門知識に基づいて、人々が病気を予防し、健康を維持・管理できるように支援する役割も担っています。

医師法には「医師でなければ、医業をなしてはならない」とあります。医行為とは、司法判断で「医師が行うのでなければ保健衛生上危害を生ずるおそれのある行為」とされたように、厳格な定義がなく、時代と共に変遷する可能性があります。しかし、現時点の日本においては、以下の行為は原則として医師が行われなければなりません。

> **キーワード**
>
> 【医業】
> 日常的、継続的に業務として医療行為（医行為）を行うことを指す。

❶ 診察
　患者の訴えを聞き、その後の判断に必要な患者背景などの情報を聴き出し（医療面接）、患者に直接触れて身体の状態を確認します（身体所見）。

❷ 採血・検査
　検査のための採血行為、心電図測定、放射線照射などはそれぞれの資格のある専門職に補助を指示できます。

❸ 診断
　診察と検査の結果を総合して、疾患名を確定します。

❹ 患者への説明と同意取得
　治療方針のメリット、デメリットを患者にわかりやすく説明して患者の理解を促し、患者が最善の治療方針を選択できるように支援します。

❺ 治療
　怪我の応急処置などから手術まで、患者への侵襲性はさまざまです。一部は有資格者に補助を指示できます。

❻ 薬剤の処方
　薬物療法が必要な場合は、処方箋に投薬内容を記載して指示します。

❼ 診断書の作成
　死亡診断書や障害の程度を証明するものなどがあります。

　法律上は、これら一連の医行為は医師一人ですべて行うことができますが、多くの医療現場ではそうではありません。医療は、医師が適切な専門職へ指示して、多様な専門職の協働、連携のもとで成り立つことが大前提です。他の専門職は、指示された医療補助行為が患者の診断・治療の中でどのような意味を持ち、自分以外の専門職の行為も含めてどのように位置づけられているかを理解したうえで、患者中心の医療に貢献することが求められています。

　医療の範囲は非常に広く、病院や診療所では表1-4のような診療科名が掲げられます。医師は、免許取得後最低2年間の臨床研修で社会的立場を認識し基本的な診療技能を

キーワード

【患者への説明と同意取得】
インフォームド・コンセント（IC）と呼ばれることが多い。治療の方針や内容を一方的に伝えるのではなく、患者や家族がよく理解して納得したうえで治療を受けるために必要なプロセスである。個人の自己決定権を尊重するためではあるが、患者にすべての責任を負わせるのではない。自分の意志を表明できない小児などの場合、ICは保護者から得るが、本人に対しても治療の内容を説明、同意を得るインフォームド・アセントが行われる。

キーワード

【侵襲性】
医療の場合、注射、怪我の処置など、身体に傷をつけることや投薬など、生体に何らかの影響を及ぼすことを指す。この他に精神的な負担を与えることを精神的侵襲性とする場合もある。

表1-4　医療機関が標榜、広告可能な診療科名の例

診療科名の例
1：内科、外科、精神科、アレルギー科、リウマチ科、小児科、皮膚科、泌尿器科、産婦人科、眼科、耳鼻いんこう科、リハビリテーション科、放射線科、救急科、病理診断科、臨床検査科
2：呼吸器内科、消化器外科、糖尿病・代謝内科など、身体や臓器、疾患の名称と「内科」「外科」などを組み合わせた科名（不合理な組み合わせは禁止されている）

身につけるとともに、救急医療、地域医療に関しても研鑽を積みます。その後、自分の診療領域の専門性を高め、標準的な医療を提供できるように成長していきます。

　医師の活躍の場は病院、診療所の中だけではありません。健康寿命が延伸した日本では超高齢社会が到来し、在宅医療の重要性はますます高まっています。現在の研修医制度では地域医療の研修が必修であり、「総合診療医」という専門医も登場することになっています。総合診療医には、日常遭遇する疾病や傷害などに適切に初期対応するプライマリ・ケアを提供し、その後も継続して診療、患者の健康維持、疾病の予防などに寄与し、地域における保健・医療・福祉全般において、他職種と連携しながら積極的に貢献する役割が期待されています。この他、医師は労働者の健康管理に寄与する産業医、学校保健に寄与する学校医などとして地域貢献しています。

> **キーワード**
>
> 【病院や診療所】
> 日本において、病院（hospital）と診療所（clinic）は、医療法で規定されている医療機関である。その区別は病床数で20床以上の入院施設を持つものが病院、19床以下あるいは無床のものは診療所である。医院という名称は法律による規制はない。なお、標榜できる診療科についても医療法で定められている。

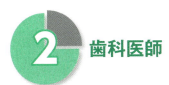

2　歯科医師

　歯科医師（dentist）の責務は、歯科医療および保健指導をつかさどることで公衆衛生の向上および増進に寄与し、それにより国民の健康な生活を確保することです。歯科医師でなければ歯科医業をなしてはならず、歯科診療を行った場合、求めに応じて診断書を交付したり、歯科治療に必要な場合に薬剤を処方する義務、指導義務などがあります。歯科医師の場合は、歯科医師免許取得後の臨床研修は

1年間です。

　歯科医師というと、う歯（虫歯）の治療、歯並びの矯正、抜歯などを行う「歯医者さん」をイメージする人が多いでしょう。しかし、口腔内の病気、たとえば口腔がんや舌がん、顎の病気などは歯科医師が担当します。また、学校保健に関わる学校歯科医、労働保健に関与する産業歯科医や、警察に協力して身元不明者の確認を行う警察歯科医という立場があります。

　「食べる（咀嚼する）」「飲み込む（嚥下する）」ことは、人が生きるために必須の活動です。しっかりと咀嚼できる人は胃腸に負担をかけることもなく、十分な栄養をとって健康的な生活を送ることができますが、歯、舌、顎など、口腔まわりの状態が悪化すると、摂取できる栄養が減少し、結果として全身の栄養状態が不良になります。この他に口腔内の状態や、口腔内に存在する常在菌が、歯や口腔の疾患だけでなく、さまざまな全身疾患に関連し、たとえば、歯周病は生活習慣病の進行や誤嚥性肺炎などに大きく影響しています。

　年齢を重ねても自分の歯を使っておいしく食事をとり、健康な生活を送るためにも、口腔ケアの重要性が注目されています。2014年には高齢者が心身の虚弱を来した状態である「フレイル」が提唱され、フレイルを予防したり、フレイル状態に対して早期に介入、支援することで、健康で自立した状態を保とうという考え方が広まってきています。在宅で寝たきりになっていた高齢者が、自分で食事をできるようになって自立したという事例も報告されているように、口腔機能の軽微な低下、食事の偏りなどのオーラルフレイルという概念と高齢者の社会性維持との関連などが検討されています。超高齢社会を迎え、在宅療養中の患者を訪問する歯科診療所、歯科医師の重要性がますます高まるでしょう。

キーワード

【口腔内の病気】

歯を含む口の中、顎、顔面などの疾患に関わる診療科として歯科口腔外科があり、医師と歯科医師が密接に連携しながら治療にあたっている。日本では歯科医師が口腔外科に従事することがほとんどだが、海外では医師と歯科医師の両方の資格を必要とする国もある。

3 薬剤師

　薬剤師（pharmacist）の責務は、調剤、医薬品の供給、その他薬事衛生をつかさどることで公衆衛生の向上および増進に寄与し、それにより国民の健康な生活を確保することです。薬剤師の仕事は病院で薬物治療に携わったり、薬局で調剤をしたり、健康相談に乗ったりすることです。それだけでなく、製薬企業の研究、開発および医薬品情報提供担当者（MR：medical representative）や医薬品卸売会社で「医薬品の供給」に携わったり、厚生労働省や都道府県、保健所などの行政機関で薬事行政、衛生行政に関わっています。日常業務を行いながら学校保健に携わる場合もあり、夏期にプールの水質検査を行うのは学校薬剤師です。薬剤師免許を受けるためには、6年制の薬学部を卒業する必要がありますが、薬学部には4年制の学科もあり、こちらの卒業生は資格に関わらない分野で活動しています。

　「調剤」とは、医師の処方箋を受け取ってから患者に薬を渡すまでのプロセスであり、処方箋を見て記載された医薬品の用法や用量が適切かつ妥当であるかを確認する処方鑑査、処方箋の指示に従った正確な調剤、そして患者が薬の作用や起こりうる副作用を理解し、正しく薬を飲むことができるための服薬説明などが含まれます。この一連の行為は医薬品に関する専門家としての責務を担っている薬剤師しか行うことができません（医師、歯科医師による投薬は例外）。調剤には医師、歯科医師、獣医師の処方箋が必要で、その内容は後発医薬品（ジェネリック医薬品）への変更を除き、処方医の同意が必要です。しかし薬剤師には、処方の内容に疑問を生じた場合は必ず処方医へ疑義照会しなければならないという義務があり、必要に応じて薬剤師から処方医に変更を提案して、協働して処方医薬品を変更します。

　処方箋医薬品には注射剤もあり、病院などでは病棟など

> **キーワード**
> 【薬事衛生】
> 医薬品や医療機器の製造や品質の管理、衛生管理などが含まれる。食品やいわゆる健康食品など人に対する影響を考えて管理しなければならないものも薬事衛生の対象になる。麻薬や危険ドラッグの管理、環境衛生なども含まれる。

> **キーワード**
> 【後発医薬品（ジェネリック医薬品）】
> 処方箋が必要な医薬品について、有効成分の物質に関する特許が切れた後に、製造・販売が承認される医薬品。成分や規格が同じで治療への有効性も同等であるが、薬の公定価格（薬価）が安く設定されている。

で使用する注射剤の調製を薬剤師が行っています。在宅で治療を受ける患者のために、薬局薬剤師が注射剤を調整することもあります。日常の調剤に関わる医薬品だけでなく病棟や集中治療室、手術室などの医薬品管理も薬剤師の仕事です。高度化している薬物療法に薬の専門家である薬剤師が参加することは、医療安全確保という観点から非常に有益だとされています。このためがん、精神疾患、妊婦・授乳婦の薬物療法や、感染制御などの分野で高い専門性を持つ薬剤師の資格がさまざまな学会によって認定されています。

　高齢の患者が増え、一人が複数の医療機関にかかることが多くなると、処方された薬の作用の重複や、日常の食生活、サプリメントなどとの飲み合わせを考慮する必要が出てきます。この時行きつけの薬局（かかりつけ薬局）があると、薬剤師に包括的に相談することが可能になります（この時いつも決まった薬剤師に相談できる制度を「かかりつけ薬剤師」制度といいます）。また近年、薬剤師が在宅療養中の患者宅を訪問することが増えています。訪問時に飲み残しの薬（残薬）を見つけると処方医に連絡して数量を調整し、患者・家族との対話から残薬が生じる原因を解明して適切な指導や処方医や訪問看護師などとの連携で根本的な解決を目指すことが薬剤師としての役割です。薬剤師は、処方箋医薬品だけでなく、OTC医薬品やいわゆる健康食品などに関する専門知識を活かし、血圧や血糖値のコントロール、禁煙、ドーピング防止など生活者の健康をサポートする街の科学者として地域貢献しています。

> ▶▶▶▶ 学習のポイント ◀◀◀◀
> **残薬への対応**
> さまざまな専門職が在宅訪問に関わるが、薬のことは薬剤師が専門と考えて自分は関わらないのではなく、患者に状況を確認したり、医師や薬剤師への相談をサポートしたりすることも大切である。

> **キーワード**
> 【OTC医薬品】
> OTCとはover the counterの略で、処方箋がなくても薬局やドラッグストアなどで購入することができる医薬品のことである。リスクに応じて要指導医薬品と第一類〜第三類一般用医薬品に区分される。

4 保健師・助産師・看護師

　保健師、助産師、看護師は、看護専門職（NP：nursing professionals）とも呼ばれ、保健師助産師看護師法にその資格と業務が定められています。

保健師

　保健師（public health nurse）は、地域住民や労働者の健康維持を支援する役割を持ち、看護師国家試験と保健師国家試験の両方に合格し、厚生労働大臣の免許を受ける資格です。市区町村が設置する保健センターや都道府県などが設置する保健所に所属して保健行政に関与する保健師は、地域住民の健康診断、高齢者がいる家庭への訪問と保健指導、乳幼児の健康相談や子育て支援などの母子保健や心の悩みについての相談などの精神保健福祉、感染症の予防などに携わったりしています。公衆衛生の専門家として地域の保健計画の立案にも関わります。また、企業で従業員の心身の健康と労働環境との関係に目を向け、メンタルケアを始めとして従業員の健康全般を支援する産業保健師、児童・生徒などの心身の健康保持に関わる学校保健師がいます。いずれも、保健師は健康に問題を抱える対象者の立場や問題の背景を理解し、原因を考えながら問題を根幹から解決できるような保健指導を行うという、広い範囲の健康管理を地域住民などとの繋がりに重きを置きながら行う点が特徴です。

> **キーワード**
>
> 【公衆衛生
> (public health)】
> 地域社会を構成する人々の健康に対して、それを脅かす環境要因、社会要因などを考え、それによって地域全体における病気の予防、身体的、精神的な健康の維持に寄与すること。

助産師

　助産師（midwife）は、「助産または妊婦、出産後の女性（じょく婦）もしくは新生児の保健指導を行うことを業とする女子」と定められています。助産師になるためには、看護師国家試験と助産師国家試験の両方に合格し、厚生労働大臣の免許を受ける必要があります。助産師は妊娠から分べん、子育てのプロセスに対してトータルに関わる専門職であり、母子およびその家族との信頼関係を築き、最善のケアを目指す能力が求められます。助産師が介助できるのは医療の範囲にない正常分べんであり、助産師は異常兆候

について常に予測、発見に努め、異常があると判断した場合は、遅延なく医療機関の医師と連携して妊産婦と新生児の安全を確保しなければなりません。多くの助産師は病院や診療所で活動していますが、医療法に定められた助産所を嘱託医および嘱託医療機関との連携のもとで開業し、妊産婦、じょく婦のケアと安全管理、新生児のケア、および女性の日常の健康管理支援などを行っている助産師もいます。

> **キーワード**
> 【助産所】
> 助産師が公衆または特定多数の人のためその業務を行う場所。医師が常駐しないため、診察などの医療行為を行うことができない。このため、医師や病院・診療所との連携が必須である。

看護師

看護師（Ns：nurse）は「傷病者もしくはじょく婦に対する療養上の世話または診療の補助を行う者」とされ、看護師国家試験に合格した者が厚生労働大臣の免許を受けます。また、准看護師（assistant nurse）は医師、歯科医師または看護師の指示を受けて看護師の業を行う専門職で、都道府県知事から免許を受けます。

看護師の一つ目の業務「療養上の世話」とは、患者やじょく婦の症状や心身の状態の変化を把握し、その人の状態に合わせた食事の世話、身体の清拭、排泄の介助や生活指導などによって療養生活全般を主体的に支えることで、病院、在宅医療中の患者の居宅や施設など地域全体にわたって行われます。看護師は対象となる人全体を観る眼、その人を介助、保護するケアの技能を持つことから、「療養上の世話」は「看護」の本質であり「絶対的看護行為」といわれます。超高齢社会では看護師による療養上の世話が今後さらに重要になることは疑う余地がありません。

看護師のもう一つの業務「診療の補助」は、主治医または主治の歯科医師から受ける具体的な指示に基づいて医行為の一部を補助的に行うことです。たとえば、経過観察の結果の医師への報告、採血、点滴、血圧や体温の測定、患者の処置などがあります。看護師が補助することができる「相対的医行為」と患者に危害を与える危険性がある「絶

表1-5　日本看護協会が定める専門看護分野と認定看護分野

専門看護分野	認定看護分野
がん看護、精神看護、地域看護、老人看護、小児看護、母性看護、慢性疾患看護、急性・重症患者看護、感染症看護、家族支援、在宅看護 遺伝看護（＊）、災害看護（＊）	救急看護、皮膚・排泄ケア、集中ケア、緩和ケア、がん化学療法看護、がん性疼痛看護、訪問看護、感染管理、糖尿病看護、不妊症看護、新生児集中ケア、透析看護、手術看護、乳がん看護、摂食・嚥下障害看護、小児救急看護、認知症看護、脳卒中リハビリテーション看護、がん放射線療法看護、慢性呼吸器疾患看護、慢性心不全看護

2017年5月現在
＊は2017年度以降に認定者が誕生する見込み

対的医行為」との区別には曖昧な部分があるとされていますが、現在では、主治医または主治歯科医師の指示のもとで看護師が静脈注射を行うことも診療の補助として解釈されています。

　看護師の業務範囲は極めて広く、刻々と変化する社会状況に対応する必要もあります。このため、さまざまな分野の専門看護師、認定看護師の制度があります（表1-5）。2016年10月には、高度な専門的知識、技能を持った看護師が医師、歯科医師の指示の下であらかじめ定められた手順書に基づいて実施できる**特定行為に関わる看護師の研修制度**が施行され、具体的な行為が呼吸器、循環器、創傷、透析、栄養などの区分ごとに定められました。

　医療現場において看護師は患者や家族にとって最も身近な立場であることや訪問看護などへのニーズの高まりなどから、医療機関の中だけでなく、地域医療体制の中の一専門職としての看護師の責任と、その業務に対する評価はこれからさらに大きくなっていくと考えられています。

キーワード

【特定行為研修制度】
新たな資格ではなく、看護師の専門性をさらに発揮するために国が定めた制度。特定行為の区分ごとに実施される研修を修了すると、その特定行為を実施できる。

5 診療放射線技師

　病気の診断や治療のために人体に照射する放射線の種類にはX線、γ線、陽子線などがあります。いずれも人体への

影響が大きく、医師、歯科医師の他に診療の補助として放射線照射できるのは国家資格である診療放射線技師（RT：radiological technologist）のみです。その業務には医師または歯科医師の指示の下でのX線撮影（レントゲン検査とも呼ばれる）、X線を使用して身体の断面映像や三次元情報を得るコンピュータ断層撮影（CT：computed tomography）、乳がん検診に用いられるマンモグラフィー、骨密度を調べる検査などがあります。身体の中のがん細胞を発見するための方法であるポジトロン断層法（PET：positron emission tomography）は陽電子線を照射する核医学診断装置の一つで、これも診療放射線技師が活躍する場面です。CTとよく似ている磁気共鳴画像診断装置（MRI：magnetic resonance imaging）や超音波診断装置は、放射線は使用しませんが、診療の補助として診療放射線技師が扱うことができます。診断だけでなく、がんの放射線治療でも診療放射線技師が活躍しています。

　2015年の法改正で、大人数の健康診断を一度に行う場合、条件を満たせば医師または歯科医師の立ち会いがなくても診療放射線技師が胸部X線検査を行うことができるようになりました。このように、診療放射線技師は医療機関における診断業務や病気の早期発見を目的とした検診業務に重要な役割を果たしている専門職といえます。「放射線」と聞いて不安を感じる人はとても多いため、検査時に患者、被検者とコミュニケーションをとる立場の診療放射線技師は、放射線を利用した治療、検査のメリットや、放射線の危険性、注意すべき点などのデメリットを知り抜いた放射線のスペシャリストとして患者に寄り添うことが期待されます。

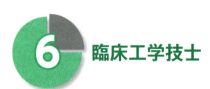
6 臨床工学技士

　医療技術の進歩に伴い、高度化、自動化された機器が

キーワード
【核医学診断装置】
放射線を出す医薬品（放射性医薬品）を検査前に患者に投与し、体の中から体外に向かって放出する微量の放射線を調べる検査に利用する。放射線の分布状態を示す画像からさまざまな情報が得られる。

▶▶▶▶ 学習のポイント ◀◀◀◀
医療分野における放射線の管理
放射線は人体に対して害があるため、医療目的の場合でも適切な管理が必須である。このため、診断用のX線装置の設置基準、放射性医薬品の管理、取扱いなどに関する規則が医療法に定められている。医療機関に「管理区域」とある場所は、診療や治療で放射線を使用するため、関係者以外の立ち入りが制限されている場所である。

次々と開発され、医療機器のない現場はないといってもよいでしょう。臨床工学技士（CE：clinical engineer）は生命維持管理装置の操作および保守点検を行うことを業とする国家資格です。具体的な業務には、医療機器の日常点検や使用前の機器の準備、使用後の機器の消毒、洗浄、そして医療機器を使った治療中に医師の指示の下で機器の監視、条件設定などがあります。

　生命維持管理装置とは、人の呼吸、循環または代謝の機能の一部を代替し、または補助することが目的とされている装置のことで、表1-6のような業務において利用されています。肺の機能が低下すると、生きるために必須の呼吸ができなくなります。また、腎臓の機能が低下すると、体内の老廃物を排泄することができなくなり、身体の異常を来すようになります。人工呼吸器や血液透析機器は、このような患者に必須です。この他に手術や集中治療の場にある医療機器を正常に稼働させ、患者の治療を滞りなく行うことを支えています。日々の点検業務や繰り返し使用する時の消毒や洗浄は、患者安全の向上に関わります。臨床工学技士の業務は生命の最前線に関わっているといえます。近年では在宅医療の推進により、自宅で生命維持管理装置を利用する患者が増えています。臨床工学技士は医師など

表1-6　臨床工学技士の業務区分と使用する主な装置

臨床工学技士の業務	使用する主な装置
呼吸治療業務	人工呼吸装置、呼吸療法機器
人工心肺業務	人工心肺装置、血液冷却装置
血液浄化業務	血液透析装置、腹膜透析装置
手術領域での業務	人工呼吸器、人工心肺装置、除細動器
集中治療領域での業務	人工呼吸器、酸素療法機器、保育器、除細動器
心・血管カテーテル治療	カテーテル関連機器
高気圧酸素治療業務	高気圧酸素治療装置
その他の治療業務	除細動器、ペースメーカー、植込み型除細動器
日常の医療機器管理業務	

と連携しながら患者、家族が安全に医療機器を使用することができるように指導することも期待されています。

7 臨床検査技師

医師が患者の病気を正確に診断し治療方針を決めるためには、診察から得られる情報に加えて、さまざまな検査から得られる情報が必要です。また治療開始後は、症状の把握や治療効果の評価、有害事象の有無の確認に検査が欠かせません。病気にかかっていない場合でも、健康診断の結果を利用して自分の健康状態を確認している人は多いでしょう。臨床検査技師（MT：medical technologist）は「医師または歯科医師の指示の下に、微生物学的検査、血清学的検査、血液学的検査、病理学的検査、寄生虫学的検査、生化学的検査及び厚生労働省令で定める生理学的検査を行う」国家資格で、病院や診療所、検査センターなどで活動する検査の専門家です。

臨床検査技師が行う検査には、大きく分けて検体検査と生理学的検査があります。検体とは、患者・被検者から採取した血液、尿、細胞組織などの生体試料のことで、臨床検査技師は検査のための採血を行うことが認められています。また、2015年の法令改正により、医師の具体的な指示があれば鼻腔、咽頭を拭った液や表皮、口腔の粘膜などの検体を採取できるようになりました。検体検査では、血清中のタンパク質、糖質、脂質、電解質、酵素などの量、血液成分の数や形態、尿中のタンパク質、糖、血液成分の量などを分析したり、採取した組織から適切な標本を作製して顕微鏡で細胞の形態を観察します。寄生虫や感染症の原因微生物の存在を調べる検査もあります。分析技術の進歩に伴い、自動分析装置で結果が得られるケースも多くなっていますが、目的に合わせて検体を採取し前処理して分析用試料を調製し、さらに信頼できるデータを得るため

キーワード

【血清学的検査、血液学的検査】
血液は、赤血球、白血球、血小板などの血球成分と血漿（けっしょう）から構成されている。血漿には凝固に関わる因子とさまざまな化学物質が含まれており、血清は血漿から凝固成分を取り除いた液体成分のことである。この中に含まれる化学物質を分析する血清学的検査は生化学的検査とも呼ばれる。血液学的検査では血球成分の数やさらに細分化した分布を調べたりする検査である。

キーワード

【電解質】
検査対象の電解質は主に、ナトリウム（Na）イオン、カリウム（K）イオン、カルシウム（Ca）イオン、塩化物（Cl、クロール）イオンである。

に機器の精度を管理することが臨床検査技師の業務です。

一方、生理学的検査は患者などに医療機器を付けて生体の状態を確認するもので、心電図、脳波、超音波検査、呼吸機能検査、磁気共鳴画像診断（MRI）などがあります。これらは身体に直接触れる業務であり、臨床検査技師は患者などが不安なく検査に臨めるように配慮しています。近年は臨床検査を実施する前に、検査の目的などを、臨床検査技師がわかりやすく患者などに説明することもあります。

多様な検査を的確に実施して正確な結果を出すことは、現代の医療に必須であり、医療は高度化、複雑化、細分化されてきました。このため、特定の分野の専門性を高めた認定制度により、より高度な知識、技術を持つ臨床検査技師が育成されています。基準範囲外の検査値が得られた時、そのまま医師に報告するのではなく、まず検体採取から分析までに問題がなかったかを精査することは臨床検査技師の重要な業務であり、さらに臨床検査のデータを医師に単に報告するだけでなく、データから読み取れる情報を付加して正確に伝え、必要に応じて医師と議論するという役割が期待されています。

8 理学療法士

理学療法士（PT：physical therapist）は医師の指示の下で業務として理学療法を行うことができる国家資格です。理学療法とは身体に障害のある者に対し、主としてその基本的動作能力の回復を図るため、治療体操その他の運動を行わせ、および電気刺激、マッサージ、温熱その他の物理的手段を加えることです。その目的は、病気や怪我などで損なわれた身体の機能のうち、「立つ」「歩く」などの基本的動作能力の回復、維持を図ることですから、理学療法士は対象となる人の心身の状態を把握し、現状の身体機能を十分に理解して適切な目標を定めた訓練プログラムを

キーワード

【基本的動作】
あおむけに寝ている姿勢（仰臥位または背臥位という）から起きあがり、立ち上がって歩く、という一連の動作のことを指す。基本的動作の一つひとつが日常生活での動作の構成要素になっている。

提供します。さらに、成果を評価しながら訓練を繰り返し、その人が元の生活にできるだけ戻れるように支援することから、理学療法士はリハビリテーションの専門家の一人といえます。

理学療法には、運動療法、マッサージやストレッチなどの徒手的療法、患部を温めたり冷やしたり、電気、光、レーザーなどで刺激したりする物理療法があります。運動療法は、病気や怪我を治すために身体を動かす治療法で、関節が動く範囲（可動域）を動かす訓練、自分で動かして筋力を増強させる訓練、これらを組み合わせて「起き上がる」などの一連の動作にする練習などがあります。身体に障害がある人だけでなく、糖尿病や高血圧の患者の症状を改善したり、障害児の成長に合わせた治療、障害者や高齢者の質の高い在宅生活にも理学療法は重要です。

理学療法士が活動する場所は、病院などの医療機関だけでなく介護老人保健施設、訪問看護ステーションなどの介護福祉施設など、保健・医療・福祉全般にわたります。この他に、身体に障害がない人の障害予防や、スポーツ選手の故障後のリハビリテーション、障害者スポーツ選手のトレーニングなど、理学療法士が活動する分野は広がっています。

>>>> 学習のポイント <<<<
理学療法と作業療法のつながり

人は、毎日生活するために多くの身体的動作を繰り返している。この動作の中のどこかに障害が起きた時に、機能を回復するための訓練が行われる。しかし、完全な回復ではなく、障害の無い機能を使って代替となる動作を行えるようにして、社会に復帰することを目標とする場合もある。理学療法士と作業療法士などの専門職は、その人の状況に合わせて最善の結果になるように連携することが求められている。

9 作業療法士

作業療法とは身体または精神に障害のある者に対し、主としてその応用的動作能力または社会的適応能力の回復を図るため、手芸、工作その他の活動を対象者が主体的に行えるよう心理面も含めてサポートします。つまり、自分のことは自分で行えるような「自助患者（クライエント）」になってもらうことが目標となります。作業療法士（OT：occupational therapist）は、医師の指示の下で業務として作業療法を行うことができる国家資格です。前項で説明

した理学療法士と共に作業療法士はリハビリテーションで中心的に活躍する職種です。

　作業療法を考えるうえで欠かせない概念として、日常生活動作（ADL：activities of daily living）と手段的日常生活動作（IADL：instrumental activities of daily living）があります。ADLとは、「歯を磨く」「服を着る」「食事を摂る」「入浴する」「排泄する」「家の中で移動する」など、起床から就寝まで人が生活するために最低限必要な一つひとつの行動のことです。そしてIADLは、「食事を作る」「新聞を読む」「洗濯する」「電車に乗る」など、社会と繋がって自立した生活に必要となる、より複雑で高次の活動能力のことを指します。ADL、IADLともに、精神的、身体的に障害のある人や高齢者の活動レベルの評価に重要です。作業療法士は精神運動領域の基本的な動作からADL、そして社会への適応能力を、その人に合わせて維持、改善することによって、その人にあった作業療法を提案し、実施する、活動（運動・動作）と生活（モノ・環境）、そして心理の専門職です。

　スムーズな作業（生活）適応を促すため、最近では作業療法士によるカウンセリングも行われています。

　作業療法の対象者は、怪我や病気を発症したばかりの急性期から回復期の人、そして生まれつき障害のある人まで非常に広範囲にわたります。たとえば、退院して自宅で暮らすことになった患者の支援として、作業療法士は、本人の活動能力と自宅の設備を評価し、無理なく生活するために入口や段差など自宅の環境に工夫を施したり、自宅を想定した調理の練習、買い物などの外出の練習などを行います。さらに、自宅に戻って生活を始めた後も、その人が地域に楽しく参加できるような支援を継続します。たとえば、下肢に障害を持つ人が運転するための訓練なども、作業療法士の支援により行われます。このように作業療法士が活動する場所は医療機関に限定されることなく、保健・福祉・介護関連の施設、就労支援施設、そして特別支援学校など社会の中に広く存在しています。

キーワード

【精神運動領域】
神経が骨格、筋肉を協働させて行う動作。いわゆる技能、技術に関する領域のこと。

▶▶▶▶学習のポイント◀◀◀◀

理学療法士と作業療法士の違い

仮に意識はあって目を開けているが、動かないクライエントがいたとする。理学療法士の視点は「筋力は低下していないか」「神経の障害はないか」「関節の具合は？」といった、四肢末梢の運動からの視点が特徴的となる。一方の作業療法士の視点では、「動く、という指示が伝わっているか」「意欲や情動が低下していないか」「精神障害やその他の心理症状は」といった、脳〜中枢からそのクライエントの状態を理解しようとする。さらにもっと端的に言い表せば、理学療法士は「治療」、作業療法士は「自分のことは自分で行う患者（クライエント）になってもらう（一部、治療もあり）」のが専門性である。

10 視能訓練士

　人の五感の一つである視覚の専門家が視能訓練士（ORT：orthoptist）です。国家資格である視能訓練士の業務は両眼視機能に障害のある者に対して医師の指示の下で機能回復のための矯正訓練およびこれに必要な検査を行うことです。小児の弱視患者から、白内障、緑内障あるいは糖尿病性網膜症などの疾患を患う成人まで、広範囲の患者に対応する職種であるといえるでしょう。

　視能訓練士は主に眼科診療所や病院などの医療機関で活動しており、その仕事は大きく4つに分けることができます。一つ目は眼科における一般的な検査の実施です。どのくらい見えるか実際に調べる視力検査、眼の中の光の屈折度合いを調べる屈折検査は、多くの人が受けたことがあるでしょう。この他にも眼圧、視野、角膜の形状を調べたり、眼底の写真を撮影して解析したり、超音波を使って眼の内部を検査したりします。二つ目の仕事には視覚機能の矯正訓練があります。たとえば、生まれつき眼の病気や斜視などで弱視の子どもに対して、発達・成長の早い段階に治療用眼鏡などによって視機能を矯正し、眼の「見える力」を付ける支援をします。3つ目の仕事は、このような小児の視機能を調べる3歳児検診や就学前検診などです。この他に4つ目として、視力が確立した後に病気で視機能に障害が生じたり、加齢によって物が見えにくくなったりして、生活に何らかの支障が生じた人に対して、低下した視力の回復を目指す訓練を行うと共に、**ロービジョンケア**と呼ばれる医療、福祉、社会的な支援を行うことも、視能訓練士の役割になっています。

キーワード

【ロービジョンケア】

進行性の病気が原因で徐々に視力が低下したり視野が狭くなったりすると、完全に見えない状態でなくても、その人の生活の質（QOL）は低下し、精神的にも辛い状況に陥る可能性がある。このため、視能訓練以外に拡大鏡などの補助具を使ったり、外出したりする訓練、情報提供、環境整備などでQOLの維持を図ることが行われている。

11 言語聴覚士

　言語聴覚士（ST：speech-language-hearing therapist）は理学療法士、作業療法士と共にリハビリテーション分野で活躍する国家資格で、音声機能、言語機能または聴覚に障害のある者について、その機能の維持向上を図るための訓練、これに必要な検査および助言、指導などを行うという役割があります。具体的には嚥下訓練、音声機能や言語機能に関する訓練、補聴器装用訓練、人工内耳の調整や耳型の採型、音声機能や言語機能に関する検査などがあります。

　言語聴覚士の支援が必要になる人の障害として、飲食物を噛んだり飲み込んだりすることが困難になる嚥下障害があります。自分の口から栄養を摂ることができないと、健康を損なうだけでなく、病気の治癒に影響が出るほか、飲み込んだものが誤って気管に入ってしまうと誤嚥性肺炎を引き起こすこともあります。このため、言語聴覚士は障害によって自分の意志で上手に飲み込めなくなった人、介助をする家族に対して嚥下訓練を行い、生活するための基本的動作の一つである「食べる」ことのリハビリテーションを行っています。この他、うまく発話できない、発声が困難であるなどの言語障害や、音が聞こえない、聞こえにくい、音は聞こえても内容が聞き取れないなどの聴覚障害に対する訓練・検査が言語聴覚士の仕事に含まれます。これらの障害は脳血管疾患やがんなどの病気や事故のように後天的に発生する場合の他、先天的に機能が失われている場合があり、新生児に対する聴覚検査も行われています。言語聴覚士が活動している場所は保健・医療・福祉の関係機関だけでなく、特別支援学校などの教育機関があり、たとえば障害児の言語や聴覚の発達レベルに合わせた機能訓練を言語聴覚士が実施しています。

▶▶▶▶学習のポイント◀◀◀◀

発声と嚥下

「声を出す」ことと「ものを飲み込む」ことが関連するのは、のど（咽頭）と食道が、鼻腔から連続した器官であるためである。また、食道の入口は、肺に空気を送り込むための気管の入口と隣り合わせである。このような解剖生理の理解は、患者の状態を把握するための一助になる。

キーワード

【誤嚥性肺炎】
唾液や食べ物を飲み込んだ時に飲み込む力が弱かったりすると、誤って食道ではなく気管に入ってしまう。それによって唾液や食物中の細菌が肺まで吸引されて肺炎が起こると、死に至ることもある。

12 歯科衛生士・歯科技工士

「会話をしながらおいしく食事する」という生活の一部を実現するためには、歯と口腔の健康を維持することが大切です。口腔は一定の温度、湿度が保たれている環境で、そこには多くの細菌が存在しています。しかし食物のかすなどが残りやすく、ケアが不足すると細菌にとっての栄養を供給することになり、う歯（虫歯）や歯周病の原因になります。

歯科衛生士

歯科衛生士（dental hygienist）は主に歯科診療所で活動する国家資格で、その業務は歯科医師の指導のもとで行う歯牙（いわゆる歯）および口腔疾患の予防処置、歯科診療の補助、そして歯科保健指導です。ここでいう予防措置とは歯の表面や歯茎との境界に付着した歯垢（プラーク）や歯石の機械的な除去、歯や口腔への薬物塗布を指します。歯科疾患の予防啓発のために各年代に対して歯磨きや口腔ケアの指導を行う歯科保健指導も重要です。現在、う歯のある子どもがかなり減少したとされる一方、成人の歯周病罹患率が上昇しており、歯周病が生活習慣病の一つとして位置づけられています。また、高齢者の口腔ケアが不十分だと、虫歯や歯周病によって歯を失うリスクが高まるだけでなく、さまざまな疾患を引き起こす原因になり、その人の生活の質が低下するとされています（歯科医師の項を参照）。歯科衛生士は歯科医師との連携を確保したうえで在宅患者を訪問して、居宅で歯の予防処置や口腔ケアを行ったり、飲み込みの訓練をしたりすることができます。歯科衛生士が活躍する場は今後さらに広がることでしょう。

> **▶▶▶▶学習のポイント◀◀◀◀**
> **口腔ケアと疾患**
> 歯周病が全身疾患に影響することがわかってきており、糖尿病に関しては発症のリスクファクターとして認められている。また、口腔ケアが不十分で唾液中の細菌が繁殖していると、誤嚥した際に肺に唾液が入り込んだ場合、細菌性肺炎の原因になる。

歯科技工士

　歯科技工士（dental technologist）は、歯科医師の指示により「特定人に対する歯科医療の用に供する補てつ物、充てん物又は矯正装置を作成し、修理し、又は加工する」国家資格で、歯科医師と歯科技工士以外には歯科技工を業務として行うことができません。歯科技工士は歯科診療所や病院で活動する他に自ら歯科技工所を開設することができます。歯科医療においては、歯の詰め物、かぶせ物、入れ歯が必要になることが多く、これらを歯科技工士が精密な技術で加工しています。また、歯並びなどを矯正するための装置やスポーツ中に口腔内の怪我を防止するマウスガードの作製も歯科技工士による仕事です。歯は人が食物を噛んだり、飲み込んだり、話したりするために大切なもので、歯科技工士は一人ひとりの歯の形や色に合わせて歯科技工を行い、生活の質向上に貢献しています。

13　管理栄養士

　心身の健康にはバランスの良い栄養が欠かせません。栄養士（dietitian）は栄養の指導を通して健康作りに貢献する専門職です。管理栄養士（RD：registered dietitian）は、この役割に加えて、病気療養中の患者の身体状況や栄養状態などに応じて高度な栄養管理と指導を行ったり、不特定多数の人に食事を供給する施設での給食管理や栄養指導などを行う国家資格であり、病院や診療所、薬局、委託給食会社、保育所、学校給食センター、老人福祉施設、介護老人保健施設などで幅広く活動しています。地方自治体の保健所、保健センターなどで地域住民の健康増進や子どもへの食育を推進している管理栄養士もいます。

　病気や加齢などによって体力が消耗し、低栄養状態が続

> ▶▶▶▶ **学習のポイント** ◀◀◀◀
>
> **栄養について理解する**
> 病気の治療や予防という目的の前に、健康であるための栄養の基本を理解しよう。保健・医療・福祉に携わる専門職は、業務が忙しくバランスの良い食事をとれていないことも多いようである。一週間単位で自分の食事内容をふり返り、摂取カロリーだけでなく、栄養素とその働きについても考えてみよう。もちろん、楽しく食事をすることが大切であることはいうまでもない。

くと、病気の治療効果が上がらなかったり、感染症などの別の疾病を引き起こしたり、日常生活に支障を来したりしてきます。医療機関での管理栄養士の役割は、患者の栄養状態を評価し、身体の状況に合わせた栄養の必要量、摂取方法を提案すること、そして主治医の指導の下で必要な栄養指導を行うことです。対象となる人が、今どのような状態かによって、栄養指導の内容は変わります。たとえば、糖尿病患者の食事療法では、その人に合わせた適切な目標設定と継続的、効果的な栄養食事指導が行われます。また、抗がん剤で治療中の患者が味覚異常を来し食事を摂りにくくなった場合は献立を工夫したり、腎臓の機能が低下して食事に配慮が必要な患者に対して、その人に合わせた栄養の調節を行うなど、管理栄養士が持つ身体の状態と栄養に関する専門知識がさまざまな場所で発揮されています。

14 義肢装具士

義肢とは病気や怪我によって失われた手足に装着し、元の形態を復元したり、機能を補完するための器具機械であり、装具とは病気や怪我で損なわれた身体に装着して、治療や機能の代償を目指すものです。義肢装具士（PO：prosthetist and orthotist）は医師の指示の下に「義肢および装具の装着部位の採型並びに義肢および装具の製作および身体への適合を行うこと」ができる国家資格です。技術の進歩、高度化により、義手、義足の種類も非常に多様化し義肢装具士が持つ専門的な知識、技術の重要性が増してきています。義肢装具士が活動するのは義肢装具製作所が多く、必要に応じて病院や障害者福祉施設を訪問します。近年はスポーツに取り組む障害者向けの義肢を作製し、障害者スポーツの支援者として活躍する義肢装具士もいます。

義肢や装具は、必要となる患者・障害者の身体の状態に合わせて作製されるため、採寸や採型を行いますが、最初

> **キーワード**
>
> **【障害者スポーツ】**
> 障害の種類に応じて種目が設定され、独自の種目もある。身体障害者や視覚障害者のためのスポーツ大会の最高峰がパラリンピックであり、障害の程度に応じて階級を分けて競われている。この他に、聴覚障害者のためのデフリンピック、知的障害者のためのスペシャルオリンピックスなどの大会もある。

からぴったり合った義肢・装具が出来上がるわけではありません。義肢の場合、生体（切断した場所）と適合しないと、痛みが生じたり、切断箇所が傷ついたり、目的を果たさなかったりしますので、仮合わせをして最終形に向けて調節し、適合させる過程があります。それだけでなく、作製した義肢を利用者が満足して使えるように訓練を支援します。成長に合わせてサイズも変わる子どもでは、調整や再作製が必要になるケースが多くなります。義肢装具は医師の処方によって作製されますが、義肢装具士は、処方通りに製作するだけでなく、その人が社会で生活していくためにどのような義肢装具が必要なのか、患者・障害者との実際のコミュニケーションを通して考え、必要な提案を行う役割も期待されています。

15 社会福祉士・介護福祉士・精神保健福祉士

　社会福祉士（ソーシャルワーカー）、介護福祉士、精神保健福祉士はいずれも国家資格で、対応する相手、相談者の個人の尊厳を保持し、自立した日常生活を営むために常にその人の立場に立って誠実にその業務を行い、また、担当する人の心身などの状況に応じて、地域の特徴を鑑みながら多様なサービスを密接に連携させ、総合的かつ適切に提供されるように他者との連携を保つこととされています。これらの点が他の医療系専門職とは異なり、保健・医療・福祉を統合し、医療機関と地域の橋渡しとして活躍できる専門職といえるでしょう。

社会福祉士

　社会福祉士（SW：social worker）は、身体上もしくは精神上の障害があったり、環境上の理由により日常生活を

営むのに支障があったりする人の福祉に関する相談に応じ、助言、指導、福祉サービスの提供者や医師、または保健医療サービスを提供する関係者などとの連絡調整その他の援助を行っています。活動の場は、主に社会福祉法人や病院、地方自治体、地域の社会福祉協議会などで、保健医療サービスや介護福祉サービス、地域ごとに異なる社会資源を十分に理解した相談員、指導員、介護支援専門員（ケアマネジャー）という立場で、障害者、子ども、高齢者や所得の低い人など、幅広い相談者に対する心理的支援、障害者の自立支援、児童支援、高齢者支援などに貢献しています。

介護福祉士

介護福祉士（care worker）の仕事は、身体上もしくは精神上の障害があることにより日常生活を営むのに支障がある人に対して心身の状況に応じた介護を行うこと、そして介護者も含めて介護に関する指導を行うことです。ここでいう「介護」とは、サービスを受ける人の日常生活に必須な喀痰吸引や経管栄養の実施で、医師の指示の下に行われる医療的なケアを指します。認知症や老化に伴って介護を必要とする高齢者が増えている現在、介護福祉士の活動の場は特別養護老人ホーム、介護老人保健施設などが多くなっており、在宅で介護を受ける人を対象とした訪問介護員としての役割も高まっています。介護福祉士は障害や老化、高齢者の心理について十分に理解したうえでサービス利用者の心身の健康状態を把握し、安全に介護すること、利用者個人の尊厳を守りながら自立した生活を支援することを原則としています。

キーワード
【介護支援専門員】
介護保険制度において、サービスの利用者の相談に応じ、一人ひとりに合わせたケアプランの作成や関係者、関係機関との調整、評価などを行う資格。一連の支援をケアマネジメントと呼び、介護支援専門員の仕事を行う人をケアマネジャー（ケアマネ）と呼ぶこともある。要件を満たし、実務研修を受講すると都道府県ごとに登録できる。

▶▶▶▶学習のポイント◀◀◀◀
保健医療と介護福祉
保健医療とは主に医療保険制度に基づいて医療機関や居宅で行われる病気の療養に関する医療サービスのことで、介護福祉とは介護を必要とする人のために居宅や介護施設などで提供される支援サービスを指す。支援を受けるのは高齢者、障害者に限らないが、保健医療と介護福祉を完全に分けて考えることは困難である。必要な対象者に地域社会全体で両サービスを適切に提供することが重要である。

精神保健福祉士

精神保健福祉士（PSW：psychiatric social worker）は、精神障害の医療を受けていたり、精神障害者の社会復帰促進を目的とする施設を利用している人からの地域相談支援の利用や社会復帰に関する相談に応じ、助言、指導、訓練などの援助を行う専門職です。障害のある人に対して地域資源の利用、社会復帰を支援する立場は社会福祉士と共通ですが、精神保健福祉士は精神障害者に関する専門的知識および技術をもって活動する点が異なります。精神保健福祉士は精神科のある病院や診療所で主治医の指導を受けながら相談業務に携わる人が多く、この他に自治体や保健所でコーディネーターを務めたり、自立支援施設、社会福祉協議会などで活動して地域住民のメンタルヘルス、障害者の日常生活訓練、就業支援、家族からの相談支援、高齢者福祉などに関わっていたりします。

近年増加しているうつ病などの気分障害、統合失調症や認知症、薬物依存、発達障害など、精神障害にはさまざまなケースがあり、現在、国の施策として精神保健・医療・福祉の取り組みが進められています。精神障害者が入院治療ではなく社会に参加することを社会全体で支援するための基盤作りにとって精神保健福祉士は欠かせない専門職です。

16 医療ソーシャルワーカー・臨床心理士

医療を受ける患者や家族は、病気の治癒に関する不安に加えて、さまざまな経済的・心理的・社会的問題を抱えているケースが少なくありません。

医療ソーシャルワーカー

　医療ソーシャルワーカー（MSW：medical social worker）は、医療機関や介護福祉施設において患者、家族が抱える問題の解決、社会復帰を支援する専門職です。たとえば、治療費の支払いや入院中の家族のこと、退院後の生活への不安など、患者自身にとって療養中に心配なことや退院後の希望などがたくさんあり、それらは人それぞれで異なります。自宅療養になる時には、住居や福祉用具の問題を解決する必要が生じるかもしれません。医療ソーシャルワーカーはこれらのケース一つひとつに個別に対応し、相談者が持つ問題を整理し、退院後に利用可能な社会資源・サービスの紹介や調整の支援などを行います。この時、患者の自律性、主体性を尊重し、患者が社会に円滑に復帰できるよう継続的に相談に乗ることが基本です。医療ソーシャルワーカーの9割以上は社会福祉士の資格を有し、病院だけでなく保健所、介護老人保健施設などでも活動しています。必要時には医師の受診を援助するなど、医療ソーシャルワーカーは医療と福祉を繋ぐ専門職といえるでしょう。

> **キーワード**
>
> 【社会資源】
> 市町村などの地域における行政機関の窓口、就労支援・地域生活支援・自立支援事業、日中の活動支援などの制度・サービス、グループホーム、訪問看護ステーションなどの施設、あるいはそれに関係している人的資源などの総称。

臨床心理士

　人が抱えるさまざまな「心の課題」に対して、臨床心理学という学問領域の知識、技術でアプローチする専門家が臨床心理士（clinical psychologist）です。臨床心理士になるためには、大学院で臨床心理学領域を学んで資格試験を受験した後に日本臨床心理士資格認定協会の認定を受ける必要があります。一言で「心の課題」といっても、子どもの発達、学校への不適応や、アルコール依存症、統合失調症などの心身の不調、職場での問題、認知症やがんなどの患者、家族の心理的な問題など、内容は多種多様です。臨

床心理士は、相談者との面接を通して、課題の内容を査定（アセスメント）したうえで、心理カウンセリング、精神分析、芸術療法、認知行動療法など、さまざまな方法を用いて相談者が心理的な問題を克服したり、困難を軽減できるように支援します。相談者個人と面接するだけでなく、必要に応じて周囲の環境との調整や他職種との連携なども行います。子どもから高齢者まで、さまざまな心の課題を持つ相談者に寄り添って支援する臨床心理士は、心療内科、精神科、小児科などの病院や診療所、児童相談所、保健所、精神保健福祉センターなどで活躍しています。

また、2015年9月9日に公認心理師法が議員立法により成立し9月16日に公布され、2017年9月15日に施行されました。第1回公認心理師試験は、2018年中に実施される予定です[28)]。国家試験の受験資格の基本は大学院課程修了者であり、臨床心理士と同様です。業務の内容には、臨床心理士の業務全般に加えて「心の健康に関する知識の普及を図るための教育及び情報の提供」が定義されています。

> **キーワード**
>
> 【公認心理師】
> 公認心理士と臨床心理士との違いは多数ある。特に臨床心理士が民間資格であるのに対し、公認心理師は国家資格であり、精神疾患に対する深い知識と技術を持つことが条件とされている。また、対象者に主治医がいる場合には、その医師の指示のもとで業務を行うことが義務づけられている。

17　その他の職種

保健・医療・福祉の分野にはさまざまな立場の人が関わって連携しています。たとえば、救命救急士（emergency medical technician）は、救急現場および救急車で患者を搬送している間に限って医師の指示の下に定められた範囲の救命救急処置を行い、救命率の向上に寄与している国家資格で、同じく国家資格である柔道整復師、あん摩マッサージ指圧師、はり師、きゅう師とともに、地域医療や介護福祉を支援する一員として考えることができます。また、医療機関では医療クラークと呼ばれる医師事務作業補助者が医師・歯科医師の業務のうち診断書や診療情報提供書などの文書作成をはじめとする事務的業務を支援し、

> **▶▶▶▶学習のポイント◀◀◀◀**
>
> **BLSとAED**
> BLSとは一次救命処置（basic life support）の略で、目の前で誰かが倒れ意識がない時に、救急隊が到着するまでの間に行う応急処置を指し、胸骨圧迫と人工呼吸、AED（自動体外式除細動器）による処置が含まれる。誰でも行うことができるため、保健・医療・福祉に携わる専門職として、BLSの知識と技能を身につけるようにトレーニングを繰り返すとよいだろう。

円滑なチーム医療の実現を支えています。このように、医療機関、薬局、訪問看護ステーション、特別養護老人ホームや老人保健施設など、保健・医療・福祉・介護に関わる施設、地方自治体、関係企業などで働く人すべてが、社会全体として患者・生活者の支援体制を構築していくことが望まれます。

(石川さと子)

第1章　IPEのための知識

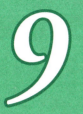

さまざまな連携環境と連携形態

　前節では、保健・医療・福祉・介護に関わる多くの専門職について、それぞれの役割や活動している場所などについて学びました。専門職連携とは、高度化、複雑化している専門領域を持つ多種多様なスタッフが自分の役割を認識したうえでお互いに連携し、補い合いながら、患者・生活者中心の医療、サービスを提供することです。「チーム医療」という言葉が代名詞のように使われることもあります。

　チーム医療とは、さまざまな専門領域の医療スタッフが目的と情報を共有し、患者の状況に的確に対応した医療を提供することをいいます。大切なのは連携によって医療安全、患者安全を確保することです。この節では、どのような場面で専門職が連携しているかみてみましょう。

★9…【注目される課題別医療チーム】（④p3）参照

1 医療機関におけるチーム医療[★9]

　医療現場では、表1-7に示すようにさまざまな医療チームが稼動しています。多くの専門職の関わり方、情報共有の仕方は、図1-19[29)]に示したようにチームのあり方によって異なりますが、どの場合でも自分の専門領域に関する知識、技能を最大限に発揮して連携することは同じです。

　これらの医療チームは稼働する状況・目的によって図1-20のように二つに分けることができます。一つは特定の状況において患者の治療に集中して連携するチーム、もう一つは、患者の病態だけでなく医療従事者全体、医療環境に関連した問題を解決するためのチームです。

> ▶▶▶▶学習のポイント◀◀◀◀
> **チーム医療と医療チーム**
> この二つの用語は言葉が似ているため、混同されることがある。「チーム医療」は複数の専門職がチームを形成して取り組む医療（team medical care）、「医療チーム」は一つの目的のために形成された多職種から構成されるチーム（medical care team, health care team）である。

表1-7　さまざまな医療チームと関係する主な専門職

医療チーム	関係する主な専門職
感染制御チーム（ICT）	医師、薬剤師、看護師、管理栄養士、臨床検査技師　など
栄養サポートチーム（NST）	医師、歯科医師、薬剤師、看護師、管理栄養士　など
摂食嚥下チーム	医師、歯科医師、薬剤師、看護師、管理栄養士、言語聴覚士　など
褥瘡対策チーム	医師、薬剤師、看護師、管理栄養士、理学療法士、作業療法士、医療ソーシャルワーカー　など
呼吸ケアサポートチーム	医師、薬剤師、看護師、理学療法士、臨床工学技士　など
緩和ケアチーム	医師、薬剤師、看護師、理学療法士、医療ソーシャルワーカー、歯科衛生士　など
口腔ケアチーム	医師、歯科医師、薬剤師、看護師、歯科衛生士　など
リハビリテーションチーム	医師、薬剤師、看護師、管理栄養士、理学療法士、作業療法士、言語聴覚士、義肢装具士、精神保健福祉士　など
糖尿病チーム	医師、薬剤師、看護師、管理栄養士、作業療法士、医療ソーシャルワーカー、義肢装具士　など
周術期管理チーム	医師、歯科医師、薬剤師、看護師、臨床工学技士、理学療法士　など
救急医療チーム	医師、薬剤師、看護師、臨床工学技士、臨床検査技師、医療ソーシャルワーカー　など
医療安全管理チーム	すべての専門職、医療事務　など
医療機器安全管理チーム	医師、看護師、診療放射線技師、臨床検査技師、臨床工学技士　など

※ここに示した専門職以外にも多くの職種が関わっている

2　特定の状況にある患者に対応する

　患者の治療に集中して連携する特定の状況（図1-20）の例として、救急医療や手術前後の患者の管理を行う周術期管理があり、医療チームは救急治療室（ER）や手術室、集中治療室（ICU）などの比較的限定された場所で、各職種が高度の専門性を発揮します。

　ある患者が手術を受けることになった場合を考えてみましょう。治療方針を患者に説明して同意を取得し、実際に治療を行うのは医師ですが、その周りでは看護師が患者の様子を確認しながら、必要なケアを行い、薬剤師が手術前後の医薬品の服薬状況の管理を行っています。手術室の中

情報の共有

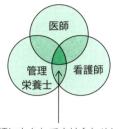
医師にもたれてすり合わせして情報を共有
〈もたれあい型〉（重なりの大きいタイプ）

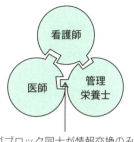
レゴブロック同士が情報交換のみで情報を共有
〈レゴ型〉（重なりの小さいタイプ）

情報の受け渡し

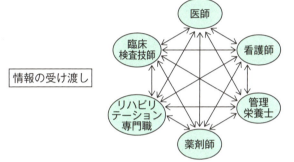

〈専門部隊型〉
カンファレンスですり合わせして情報（暗黙知）を共有

〈病棟常駐型〉
多職種は専門性が高く、暗黙知を持っているため情報交換のみで情報を共有

図1-19 情報の流れによる医療チームの分類[29]

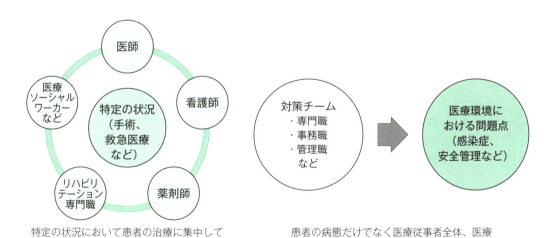

特定の状況において患者の治療に集中して連携するチーム

患者の病態だけでなく医療従事者全体、医療環境に関連した問題を解決するためのチーム

図1-20 チームが稼働する対象・状況による分類

では薬品管理を薬剤師、人工呼吸器などの医療機器の管理を臨床工学技士が行います。また、手術後には患者の運動機能の回復、維持をリハビリテーション職が担当したり、治療に関する経済的負担に関する相談を医療ソーシャルワーカーが受けるなど、多くの専門職が関わっています。それぞれの専門職は電子カルテ情報で必要な情報を共有し、医師の指示を確認し、自分が何をすべきかを判断して活動し、自分が得た情報は電子カルテで他職種へ伝えます。

がん患者に対する緩和ケア、寝たきりの患者の褥瘡対策など、回復期や慢性期の患者を継続的にサポートすることを目的とするチームもあり、多くの場合は複数の医療チームが連携して関わっています（図1-21）。褥瘡とはいわゆる床ずれのことで、体位を変えずに同じ姿勢で長時間いることによって背中や臀部が圧迫されて血流が悪くなり、皮膚が赤くなって炎症を起こし、ひどくなると潰瘍になる状態です。看護師は入院患者に日常的なケアを行うと共に褥瘡のリスクがないかを確認しています。リハビリテーション職は体位変換をしやすくなるような訓練を行ったり、介助者に対して褥瘡を悪化させないような介助方法を提案したりします。褥瘡は低栄養の患者に起こりやすいので、管理栄養士は対象となる患者の栄養状態を確認し、栄養管理計画を立ててチームに提案します。このように各専門職の視点で行動しながら患者のケアを行うと共に、褥瘡対策チームと栄養サポートチームという、チーム同士の連携が

> **学習のポイント**
>
> **電子カルテとICTの活用**
>
> 一つの医療機関の中だけで電子カルテを活用するだけでなく、地域の多職種連携においてICT（information and communication technology）を活用して情報共有する取り組みが始まっている。この場合、患者、サービス利用者の個人情報の保護と、サービス提供のための情報共有、取り扱える情報の管理などを意識して両立させることが必須である。
> ※後述する感染制御チーム（ICT：infection control team）と混同しないように注意しよう。

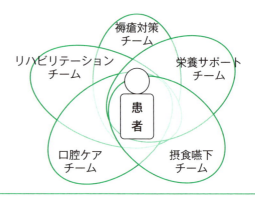

図1-21　患者を継続的にケアするために複数の医療チームが連携する

行われることになります。

　栄養サポートチーム（NST：nutrition support team）は患者の治療がスムーズに進み、早く回復できるように、多職種が連携して栄養面からのサポートを行うチームです。患者の栄養が不足すると、病気が治りにくくなる場合があります。逆に高齢や脳血管疾患などが原因で食事を摂りにくくなると栄養不足に陥りやすくなり、褥瘡ができたり、免疫が低下して感染症にかかりやすくなったりします。手術前に十分な体力をつけて早期回復を図るためにも栄養は重要な役割を果たします。病棟の看護師が患者の摂食状態、栄養状態を実際に確認して低栄養状態が疑われる患者を選定してNSTに報告すると、NSTの管理栄養士が病棟での患者の様子を確認して栄養管理計画を作成します。これを医師が承認し栄養管理を実施し、看護師が患者の栄養状態を継続的に観察します。薬剤師は経口、経腸など栄養の摂取方法に応じて薬の効果への影響を調べ、薬が正しく使われるようにします。リハビリテーション職は運動による栄養状態改善や摂食嚥下障害のサポート、臨床検査技師は検査データから見た助言を行います。さらに歯科医師、歯科衛生士は口腔機能から栄養状態の改善をサポートし、必要に応じて、口腔ケアチームや摂食嚥下チームとの連携に繋げます。

　摂食嚥下チームでは医師が嚥下造影検査を実施し、患者が飲み込んだものが食道を通過する様子を確認します。言語聴覚士は医師の指示に基づき、摂食嚥下機能を評価したうえで、摂食訓練などを行います。看護師は実際に食事を摂取している様子を観察して支援したり、家族に対して指導したりします。また理学療法士が摂食時の姿勢を提案したり、作業療法士が食べるための姿勢の維持や手の動きを訓練したりします。管理栄養士は患者の状態に合わせて栄養の摂り方を提案し、歯科医師が必要な歯科治療を行ったうえで歯科衛生士が摂食嚥下の訓練を行います。

> **キーワード**
>
> 【栄養管理計画】
> 栄養管理が必要だと判断された患者に対して行う栄養アセスメント（身体状況や食生活状況の把握など）の結果に基づき、個々の患者の栄養状態の改善に関する目標、課題を明確にしたうえで、実行可能な栄養摂取の内容、目標達成までの期間などを記載する。栄養管理実施後も必要に応じて再検討しながら目標到達を目指す。

3 医療現場における環境整備、問題解決を目指す

　患者のケアだけでなく医療従事者を含む現場環境に関連した問題を解決するためのチーム（図1-20、右）として、院内感染を防ぐための感染制御チームや、医療安全管理など病院内の管理業務に関連する活動を行うチームがあります。ここでは感染制御チーム（ICT：infection control team）の活動を考えてみましょう。

　病院などの医療機関には病気で免疫が低下している人がたくさんいる一方で、風邪やインフルエンザなどにかかった人が治療で訪れるので、施設内に細菌やウイルスなどの感染性微生物が侵入することを常に考えなければならず、患者が新たに感染したり、医療従事者が感染を介在したりしないように対策を立てる必要があります。ICTは感染症の治療や予防に関する専門的知識を持つ感染症専門医、看護師、抗菌薬など薬剤の適正使用や適切な消毒薬の選択に関する専門的知識を持つ薬剤師、微生物検査のエキスパートである臨床検査技師などから構成され、日頃から施設内の状況を監視（サーベイランス）しています。そして、施設内で新たに感染症を発症した患者が報告されると、患者の治療とともに、ICTは原因となる感染性微生物や感染源を特定し、感染拡大防止策を講じます。

　入院患者がインフルエンザにかかったケースを考えてみましょう。連絡を受けたICTの看護師は病棟の看護師に患者や家族への聞き取りを依頼し、患者の感染経路、すなわちインフルエンザウイルスの侵入経路を確定させる情報を収集します。臨床検査技師は微生物検査によって原因ウイルスを特定し、薬剤師は現在服薬中の薬との相互作用を考慮して適切な抗ウイルス薬を提案します。臨床工学技士はさまざまな医療機器が感染源にならないように消毒を行い、リハビリテーション専門職は感染した患者の訓練継続を検討すると共に、他の患者の訓練を行う際に自分がウイ

キーワード

【抗菌薬】
抗菌薬は感染症の原因になる細菌を死滅させる薬剤で、いわゆる抗生物質とはこの中で微生物が作り出した物質を指す。抗菌薬が有効に作用する細菌の種類（抗菌スペクトルと呼ばれる）や使用量が不適切だと耐性菌を生じることがあるため、適正使用が重要である。
この他に、病原性ウイルスに対する抗ウイルス薬、真菌に対する抗真菌薬などが感染症対策で用いられる薬剤の代表である。

ルスを媒介しないように細心の注意を払います。さらに、地域の感染状況の調査結果もふまえ、ICTが院内感染なのか、見舞いに来た家族経由（市中感染）なのかを判断することになります。

　インフルエンザウイルスやノロウイルス、メチシリン耐性黄色ブドウ球菌（MRSA）など、日常から備えなければならない感染性微生物は種類も多く、2009年の新型インフルエンザの世界的大流行（H1N1pdm2009パンデミック）のように、今後も新たな感染症が流行する可能性があります。ICTは医療機関内で日常的に情報を提供し、職員に対して感染防止対策に関する教育・指導なども行います。さらに他の医療機関や介護施設などと連携して、地域の医療、介護、福祉関係者に対する教育あるいは感染防止対策を講じる支援など、地域の危機管理体制の一員として幅広く活動しています。

> ▶▶▶▶ **学習のポイント** ◀◀◀◀
>
> **パンデミック発生時の行動計画**
>
> 新種のウイルスなどによる感染症が世界的に大流行することをパンデミックという。医療機関ではパンデミックに備えた行動計画（事業継続計画、BCP：business continuity planning）を策定しておき、いざという時に確実に行動し、医療を継続するための訓練を行うと共に、必要な情報を常に収集している必要がある。医療、福祉に携わる専門職個人でも、自分自身を守ると共に、患者安全のための行動を心がけなければならない。

4 医療機関から地域における福祉、介護へ

　医療機関で治療を受けた患者にとって、退院して元の生活環境で暮らすことは喜ばしいことですが、一方で退院後の生活を考えた時、患者、家族にはさまざまな心配事が発生します。退院支援調整チームは患者が安心して在宅医療、介護を受けるための準備をサポートします。たとえば、医師はかかりつけ医や在宅療養支援診療所との連携体制、緊急時の対応などについて患者、家族へ説明し、看護師は在宅ケアに必要な技術を家族に指導します。薬剤師は地域の薬局薬剤師と連携して安心して薬物治療を継続できるようにします。退院時にかかりつけ薬局の薬剤師が同席して病院の薬剤師からの説明を患者と一緒に聞くこともあります。ソーシャルワーカーや保健師は患者や家族の相談に乗ったり在宅医療に役立つ地域資源、制度などの情報を提供したり、地域の訪問看護ステーションなどの関係機関

> **キーワード**
>
> **【在宅療養支援診療所】**
> 地域における在宅医療を支える窓口として、他の病院、診療所などと連携を図りつつ、24時間連絡を受ける体制を確保し、24時間往診や訪問看護などを提供することができる診療所。

との調整を行います。また、作業療法士は在宅医療を問題なく行うための自宅の改修などを検討して提案します。

　このような職種の情報をまとめて退院計画を策定すると、患者がスムーズに在宅生活に移行することを支援できます。この他、退院後に義足での生活が必要になる患者に対しては、入院中から医師、義肢装具士がその人の生活に合わせた義足を作成し、理学療法士が義足を利用するための身体作りの訓練を行い、作業療法士が義足で生活するための動作訓練を行ったり住宅改修について相談を受けたりします。そして、ソーシャルワーカーが退院後に利用できる福祉制度などを紹介したり、調整したりして、退院後に安心して生活することをチームとして支援します。

　地域医療と基幹病院が連携する体制に地域医療支援病院があります。かかりつけ医が自分の患者に検査や入院加療が必要と判断した場合、この病院に患者を紹介します。検査の場合、検査結果は直接かかりつけ医に報告され、患者は継続してかかりつけ医で治療を受けることになります。入院加療しても、病状が安定すればかかりつけ医に逆紹介されるかたちになり、連携した医療が実現しています。

★10…【地域ケアでの連携教育・学習】（④p67）参照

5　地域における医療と介護の連携[★10]

　地域の病院・診療所、歯科診療所、訪問看護ステーション、薬局は、病気や障害を持つ人への訪問診療、訪問看護、訪問リハビリテーションなどの医療支援を行っています。たとえば訪問看護師は医師の指示のもとで必要な医療ケアを行い、薬剤師は患者宅を訪問して薬に関する相談を受けたり、飲み残しの薬（残薬）があればかかりつけ医に相談して薬の数を調整したりします。病院などの医療機関と地域の連携体制が構築されていると、病院での退院時カンファレンスに地域の専門職が参加して切れ目なく在宅医療を継続することができ、地域の専門職同士が連携して患

者の生活の質を格段に向上させることができます。

　在宅介護が必要な人に対しては、保健所の保健師やソーシャルワーカーが相談に乗り、居宅介護支援事業所のケアマネジャーが患者や家族の希望を尋ねながら、その人にとって最適なケアプランを立て、訪問介護員が生活支援を実現します。介護サービスを受けている人に褥瘡ができるなど医療が必要になった場合、ケアマネジャーは医療職に情報を伝えます。そして、訪問看護師が栄養面のリスクを医師に報告すると、医師は管理栄養士に在宅訪問栄養食事指導を依頼します。管理栄養士が訪問して対象者の栄養状態を評価し、栄養ケアプランを作成して医師とケアマネジャーに報告します。このような医療と介護が連携した在宅栄養サポートを、訪問看護師や訪問介護員、家族などが対応することになります。

　高齢化社会となった今、医療機関のみで完結する医療から、地域全体で完結する医療への転換が図られています。そのための仕組みが、厚生労働省主導で構築されている地域包括ケアシステムであり、これにより「住み慣れた地域の中で自分らしい暮らしを人生の最後まで続けることができるよう、住まい・医療・介護・予防・生活支援が一体的に提供される」ことが可能になります（図1-22）。このシステムには、今まで以上に保健・医療・福祉・介護の専門職が連携することが必須であり、さらに市区町村などの地域包括支援センターや社会福祉協議会などが連携の輪に入

> **キーワード**
>
> 【在宅栄養サポート】
> 在宅療養を継続したり、介護を受けたりする高齢者にとって重要な問題の一つが栄養ケアである。ほとんどの病院には栄養サポートチーム（NST）が活動しているが、地域によっては、病院内にとどまらない「地域連携栄養サポートチーム」が稼働している。

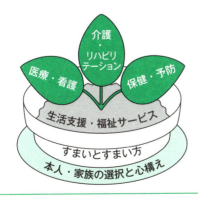

図1-22　地域包括ケアシステムの考え方

り、地域ケア会議が開かれています。近年では地域住民同士のコミュニケーションを促進して、自立した生活を目指そうとする取り組みが、地域ごとに行われています。現在、地域包括ケアシステムの理念をさらに拡大して、障害者、障害児や子どもなど、すべての住民が地域で安心して暮らせるような地域共生社会の構想の検討が始まっています。

（石川さと子）

> **キーワード**
>
> **【地域ケア会議】**
>
> 高齢者への支援、社会基盤の整備を同時に進め、地域におけるケア体制を確立することを目的として開催される。個別ケースの検討は地域包括支援センターでの会議で行われ、抽出された地域ごとの課題や潜在的なニーズの検討は日常の生活圏域での会議で行われる。地域の社会資源の調整や、需要に合ったサービス基盤、介護保険事業計画などを市町村レベルの会議で検討するなど、規模、範囲を変えながら検討し、必要な情報は個別支援にフィードバックするなどの体制になっている。

引用文献

1) 大嶋伸雄, 久保田富夫, 他:Interprofessinal Education の理念に基づく複数学科学生セミナーの効果. 作業療法 24(suppl):326-326, 2002.
2) Leathard A:Interprofessional Collaboration;From policy to practice in health and social care. Brunner-Routledge, 2003.
3) Leathard A:Going Inter-Professional;Working together for health and welfare. Routledge, 1994.
4) 二木淑子, 能登真一(編):標準作業療法学;作業療法学概論(第3版). 医学書院, 2015, pp100-111.
5) 矢嶋真希:海外の動向 イギリスのソーシャルワーク専門教育について;イギリスで Student Social Worker として学んで. ソーシャルワーク研究 30:52-59, 2004.
6) 野中猛:第40回日本作業療法学会・特別講演録. 日本作業療法士協会, 2007.
7) 大嶋伸雄:作業療法士教育におけるインタープロフェッショナル教育の意義と役割. Quality Nursing 10:41-46. 2004.
8) CAIPE:Principles of Interprofessional Education. CAIPE, 2001.
9) 池川清子, 田村由美, 他:インタープロフェッショナルとは何か(今, 世界が向かうインタープロフェッショナル・ワークとは;21世紀型ヘルスケアのための専門職間連携への道 1 第1部). Quality Nursing 4:73-80, 1998.
10) Centre for the Advancement of Interprofessional Education (CAIPE):ホームページ. CAIPE (Online), 〈https://www.caipe.org/〉, (accessed, 2017-11-10).
11) Meads G, Ashcroft J et al.:The Case for Interprofessional Collaboration. Wiley-Blackwell, 2005.
12) Barr H, Freeth D et al.:Effective Interprofessional Education;Argument, Assumption and Evidence. Blackwell Publishers, 2005.
13) 大嶋伸雄:保健医療福祉連携教育［佐藤智(編)］:明日の在宅医療第6巻;在宅医療と人材養成・人材確保］. 中央法規出版, 2009, pp27-51.
14) 大嶋伸雄, 藤井博之, 他:英国における保健医療福祉専門職連携教育(IPE)の発展と現状. リハビリテーション連携科学 8:16-26, 2007.
15) Drucker PF(上田惇生・訳):マネジメント;基本と原則. ダイヤモンド社, 2001年.
16) House RJ:A path goal theory of leadership effectiveness. Administrative Science Quarterly 16:321-328, 1971.
17) Collins J, Porras JI(山岡洋一・訳):ビジョナリーカンパニー;時代を超える生存の原則. 日経BP出版センター, 1995.
18) 大嶋伸雄, 木下正信, 他:わが国の病院における専門職連携協働の質的評価に関する研究;平成21〜23年度・文部科学省科学研究費(基盤研究B)研究報告書. 2012, pp1-12.
19) 野中猛:図説ケアチーム. 中央法規出版, 2007, p118.
20) 野中猛:多職種連携の技術;地域生活支援のための理論と実践. 中央法規出版, 2014, p102.
21) 前掲20), p105.
22) 樋口輝彦:うつ病医療の入り口と出口. 第106回日本精神神経学会総会講演録. 2010, pp1037-1047.
23) 大野裕:認知療法・認知行動療法治療用マニュアルガイド. 星和書店, 2011, p7.
24) 大嶋伸雄, 山田拓美, 他:災害時のための動的医療ロジスティックスによる保健医療福祉連携訓練方法の開発に向けて;東日本大震災後のアンケート調査から. 第6回日本保健医療福祉連携教育学会講演録, 2012.
25) 障害者福祉研究会(編):ICF 国際生活機能分類;国際障害分類改定版. 中央法規出版, 2002.

26）大嶋伸雄，木下正信，他：第2回ICFシンポジウム「生活機能分類の活用に向けて」；共通言語としてのICFの教育・普及を目指して（厚生労働省ICD室報告書）．厚生労働省，2011，pp37-46.
27）保健医療福祉キーワード研究会：保健医療福祉くせものキーワード事典．医学書院，2008，pp115-125.
28）厚生労働省：公認心理師．厚生労働省(online)，〈http://www.mhlw.go.jp/stf/seisakunitsuite/bunya/0000116049.html〉，(accessed, 2017-12-3).
29）近森正幸：チーム医療のイロハ．臨床リウマチ 26：317-321，2014.

参考文献

Fulford KWM, Peile E et al.（大西弘高，尾藤誠司・訳）：価値に基づく診療；VBP実践のための10のプロセス．メディカルサイエンス・インターナショナル，2016．

第2章

チーム・ワークの成り立ち

本章のポイント
- 保健・医療・福祉専門分野におけるチームの基本的な概念(目的とゴール、成立要因、環境、メンバーシップ、他)について学習する。
- チームにはメンバーによって共有されるべきゴールと目的が必要であるが、それは対象者であるクライエントにも共有される必要がある。
- 同じ専門職だけのチームと、多職種チームとは全く異なる機能形態を持っている。
- 効果的なチームを維持していくためには、理論と技術を修得したメンバーの存在が必要であり、さらにはチーム全員による不断の努力が不可欠となる。
- 効果的なチームの成立には、マネジメントの知識と技法が必須となる。

第2章 チーム・ワークの成り立ち

1 チーム・ビルディングの基礎と理論

1 チーム・ワークとはどういう意味か？ どうやって行うべきか？ 何が違うのか？

　チームについて、その性質や、どのようにチームが働き、どのような可能性や長所があるのかについて書かれた文献は多数あります。また、チームにどのような困難さやチャレンジがあるかのについて書かれたものも少なからず存在します。この章では「チームとは何か」「チームがグループと異なる点」「どのようにチームが働き、その可能性を最大限に引き出すためにはどうすればよいのか」について説明します。また、多くの文献で述べられているチームの考え方や理論について、とくに英国の医療とソーシャル・ケアの現場の例を用いて、チーム・ワークの構築に向けたリフレクティブ・アプローチをどのように活性化させていくのかについて、実践的ガイドとして説明いたします。そして筆者は、読者がこの方法を継続的に用いて、将来にわたって向上され続けることを期待しています。

2 チームの基本[★11]

　私たちはチームという言葉を頻繁に使い、その言葉の意味、あるいはチームがどのように動くのかについて、理解しているつもりになっています。しかし、それは正しい知識なのでしょうか。

キーワード
【ソーシャル・ケア】
英国では福祉のことを正式にソーシャル・ケアと呼ぶ。

キーワード
【リフレクティブ・アプローチ】
いわゆる経験値を確実に身につけるための方法で、基本的に自分が行動したすべての事象に対して、振り返りの技法（省察）を身につけ、そこから体系的に過去の教訓を将来に活かせる仕組みを自分で構築する一連の流れをいう。

★11…【その現場ではどんなチームワークが必要か？】（④p1）参照

確かにチームというものが私たちの周りにあることは間違いなく、社会におけるさまざまな状況を表す特徴でもあります。とくに職場においては、それが中心的な機能の単位になります。その理由として、チームは職場におけるイノベーションを拡大させて分業を助け、知識の伝達を増加させたり、人々の意欲を向上させるといわれているからです。

医療やソーシャル・ケアの現場においても、チームはより良いアウトカム（成果）をもたらすという根拠が示されています[1,2]。さらに、専門職連携においても、職種の境界線を越えて連携する専門職（実践者）のチームが、ポジティブでより良いアウトカム（成果）を生み出していることを示す文献が増えています。

さまざまな社会的状況において、私たちは、どこかのチームの**メンバーシップ**について知るための選択肢が数多くあります。しかし通常であれば、その大部分を、自分の専門や知的興味に関連した人々の集団や、そうした人々がいるチームの状況について知りたいと考えます。これはhomophily（ホモフィリー）と呼ばれ、自分と同類、あるいは似たものに惹かれる傾向のことを意味します[3]。

確かにそれは心地よいことなのかもしれませんが、以下に述べるように、チームとは所属するメンバー同士のダイバーシティ（多様性）が機能するものです。ですから、メンバー同士が共通性を多く持つようなチームは、最善の利益を生み出せるチームではありません。しかし、私たち自身は多くのチームの一部分の役割を担いますが、どのような人々がチームを構成するのかについて定義づけすることは非常に難しいものがあります。何がチームを構成するのかについては、非常に多くの定義があります。アカデミック（学術的）でセオリー（理論）ベースか、また、その他の人々によっても多くの見解が示されているからです。これらの議論を延々と繰り返すことにあまり大きな意味はありませんが、本項ではいくつかの定義と、その特徴について解説することにします。

> **キーワード**
>
> 【メンバーシップ】
>
> リーダーシップと対をなすこの用語は基本的に、チーム・メンバーの一人ひとりが自発的にチームに与する力（能力）を意味する。たとえば、チーム（組織）全体の目標を共有できて、自らの役割を意識できる能力、他の専門職と協調的な議論を行って良い結果へ結びつけられる能力、そして"チーム全体の目標"のことを考えながら、総合的な状況を判断できる能力を発揮できるメンバーを意味する。

チームについて、広義の定義は存在しますが、一部の研究者たちは、その違いをより詳細に定義化しようと試みています。最も有名なところでは、KatzenbachとSmithによる詳細な研究[4]がありますが、通常のチームと、他のいくつかのタイプの専門職が連携協働することの違いを比較検討するうえで、非常に重要な取り組みでした。二人は、全体的なフォーカス（目指すもの）と、チームの性質とが異なることを適切に説明しています。そして、その事実を多くの次元で記述しています。研究は確かに重要ですが、その中でより重要な意味を持つものがいくつかあります。チームと、異なる専門職がただ単に協働するかたちとで、どこがどのように違うのか、いくつかの研究を選択して考えてみたいと思います。

最初の一つの重要な視点として、チームは「共有するゴールと目的」を持つこと、が挙げられます。チームが、単なる人々の集合体と異なる点は、同じゴールに向かっているか、あるいは向かっていないか、によります。同じゴールに向かっているチームとは、どのような成功を思い描いているのか、という点で共通のヴィジョンを持っています。さて、それは一体どういう意味でしょうか？　医療現場の専門職（例：理学療法士、看護師、作業療法士など）によって構成されるチームを思い浮かべてほしいと思います。対象者（患者）にケアを提供する時、それぞれの専門職種がどのような介入を行えば、対象者へのケアが成功するのかについては、それぞれの専門職の見方や尺度によって異なります。各専門職は、それぞれの職種の専門的判断による成功を目指し、自分たちの業務を行うことでしょう。しかし、もしチームとして仕事を行うとしたら、そのゴールは一つの専門職の成功だけを目指すものではなく、チーム全体で対象者にどんなことを達成したいのか、と考えることになるのです。

チームとして動くということは、専門職者がお互いに譲り合うこと、対象者へのさまざまな介入方法の優先順位を変えること、他の専門職者にチームのコントロールをわた

> ▶▶▶▶ **学習のポイント** ◀◀◀◀
> **第一の視点**
> **共有するゴールと目的**
> チームにとって「共有するゴールと目的」が無ければ、その存在理由は不確かなものとなる。共有するゴールと目的の設定のために、先にメンバーの専門性が前面に出てはならない（急性期の治療目的などを除く）。あくまでもクライエントの生活を基盤とする必要性を前提にした一般性（例えば、早期退院や生活上の不具合の解消など）からゴールが設定され、それを解決する手段として専門性が用いられるからである。

すこと、などを意味するかもしれません。しかし、それらはすべて、対象者にもたらされるアウトカム（成果）を優先させるために生じることなのです。これは「対象者へ最善のアウトカム（成果）を提供する」というチーム共有のヴィジョンなのです。

　筆者は以前、ケアの必要な子どもたちのために働く医療とソーシャル・ケアの専門職グループと一緒に仕事をしていました。当初は、グループの専門職者は皆、各々に課せられたターゲット（目標）を達成することだけを目標に働いていました。たとえば、教育職者（教師）にとっては子どもたちの学校の出席率向上であったり、看護師にとっては子どもたちの栄養に関する目標値の達成であったり、ソーシャルワーカーにとっては安全な家庭環境であったりと、それぞれが全く異なる目標を持っていました。しかし、各専門職がチームとして仕事をしようとかたちを変えた時、各メンバーは、目の前の子どもたちにとって何が最も大きな問題なのか、そしてそれを改善するためには何が最優先されるべき事項なのか、と考えはじめたのです。

　数週間の間に、教育職者（教師）は子どもの学校への出席率についてあまり心配しなくなり、看護師は子どもの基本的な健康が維持できるようにと、考え方が変わりました。チームのメンバーは、その子どもにとって安全な家庭環境がない限り、他のどのターゲット（目標値）も達成できない、ということを話し合って一緒に決めたのでした。そうして、チームのメンバーは、その子どもについて共通したヴィジョンを共有するようになりました。それぞれの専門職が、自分たちの専門のターゲット（目標値）ではなく、その子どもにとって重要な、最終的に目指したいゴールをどのように達成するのか、そのためにはどのように自分が関わるべきかを考えるようになったからです。そして、基本的な問題が解決すれば、その他の目標も付随して達成される、という考え方に至ったのです。これは、チームというものが、いかにチーム共有のヴィジョン、共通の目的、メンバー相互で承認されたチームのゴールを持つこ

となのか、そして、ただの人々の集まりである集団とはいかに異なるのか、という一つの例です。

次に重要な視点は、共有のヴィジョンを持って共に働くことから学べることは、チームが「**お互いに対して責任を持つ**」ということです。一人の専門職が働いている時、個々のアクションとアウトカム（成果）については、一人ひとりの専門職が責任を持っています。個人がそれぞれ個々に課題へ取り組み、個々のゴールに向かって行動している状態だからです。チームにおいては、一つのゴールに向かってメンバー全員が一緒に働き、その責任はチーム全員が持つことになります。チームの中で、誰がアクションを起こすのか、ゴールに向かって誰がリードしていくのか、についてはあまり問題ではなく、チーム全員が最終的な結果に対して責任を持つことになります。要するにこれは、全員が合意したチームのゴールに向かって働くことにより、チームが相互で依存し合い、相互に助け合うことでメンバーの誰かを非難したり、仕事や責任をお互いに擦りつけるようなことが少なくなることを示しています。先のチームの例でみると、子どもに安全な家庭環境を提供するというゴールに向かって、チームが子どもを支援するため、看護師はソーシャルワーカーと協働して子どもの状況を確認するようになり、教育職（教師）は子どもの健康状態について看護師に任せきりにせず、同様の責任を持つようになります。

三番目に重要な視点は、チームはメンバーのダイバーシティとメンバーが生み出す**シナジー**によって定義されるという点です。メンバーがチームに持ち寄るさまざまなユニークさが、チームの補完的なスキルとなります。これが意味するのは、チームがより強い刺激に対応できる、ということであり、言い換えれば、チームがより広い知識、スキル、洞察力を持つことにより、より多くの問題に取り組むことができる、ということです。しかも、本当に素晴らしいチームとは、メンバーの持つ背景のダイバーシティ、スキル、知識などを超えて働くことができます。それは、

> **▶▶▶▶ 学習のポイント ◀◀◀◀**
>
> **第二の視点**
> **お互いに対して責任を持つ**
>
> 「お互いに対して責任を持つ」こととは、メンバーが自分の専門性から自分の目標を達成することではなく、最終的なゴールに向かって、両隣のチーム・メンバーと歩調を合わせて有機的な連携を取りながら協働することを意味する。つまり、常に周囲のメンバー同士がお互いの動きを見ながら自分の動く方向性を決めていく、という状況を意味する。例えとして試合中のサッカーチームにおける選手の動き方が良い例となる。自分が持っているボールを次の誰かへパスするため、相手チームのメンバーと自分のチーム・メンバーの動き方を見ながらパスする場所と渡す相手、そのタイミングなどを決める。稼働中の多職種チームでも、それと同じような動き方が求められる。

> **キーワード**
>
> 【シナジー】
> 「共同作用」「相乗作用」の意味である。一つの動きより、複数の動きによるアプローチの方が、単に一つずつの動きを合計したよりも、より大きな効果として見込める状況を意味する。

ラーニングシリーズIP
インタープロフェッショナル
保健・医療・福祉専門職の連携教育・実践
[全5巻]（すべてB5判・2色刷）

近年、保健・医療・福祉領域において、さまざまな専門職が互いの専門性について学ぶ「IPE（多職種連携教育）」、そしてそうした相互理解をもとに連携して働く「IPC・IPW（多職種連携協働・実践）」の重要性が注目されています。本シリーズは、そうした連携のために必要不可欠な概念として注目されている「IP（インタープロフェッショナル）」の教科書です。

IPを学び、実践する！

IPを学ぶ学生、専門職種、研究者など、あるいはその学習環境に応じて①IPの理論研究、②教育現場での教授ツール、③学生・初学者向けの入門テキスト、④臨床現場での体制づくりのためのガイド、⑤事例集というそれぞれ特徴的なアプローチによる全5巻構成になっています。さらに、異なる巻同士で互いの内容に関連性がある箇所には「リファレンス」を設け、より深い学習が可能です。

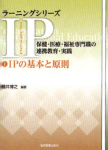 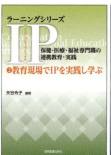 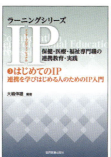 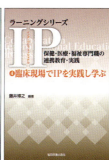 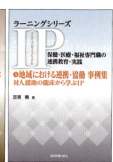

❶IPの基本と原則
藤井博之●編著
- 112頁　定価2,200円（本体2,000円＋税10%）
  ISBN978-4-7639-6029-0

❷教育現場でIPを実践し学ぶ
矢谷令子●編著
- 132頁　定価3,080円（本体2,800円＋税10%）
  ISBN978-4-7639-6030-6

❸はじめてのIP
連携を学びはじめる人のためのIP入門
大嶋伸雄●編著
- 240頁　定価2,860円（本体2,600円＋税10%）
  ISBN978-4-7639-6031-3

❹臨床現場でIPを実践し学ぶ
藤井博之●編著
- 128頁　定価3,080円（本体2,800円＋税10%）
  ISBN978-4-7639-6032-0

❺地域における連携・協働 事例集
対人援助の臨床から学ぶIP
吉浦 輪●著
- 168頁　定価2,640円（本体2,400円＋税10%）
  ISBN978-4-7639-6033-7

協同医書出版社
〒113-0033　東京都文京区本郷3-21-10　kyodo-isho.co.jp
Tel. 03-3818-2361／Fax. 03-3818-2368

ラーニングシリーズIP インタープロフェッショナル
保健・医療・福祉専門職の連携教育・実践 [全5巻]

各巻の特徴と読者対象

IPを理解する！　＊IPに関心がある全ての方におすすめ！

❶IPの基本と原則　[藤井博之 編著]

IPを理解するうえで欠かすことのできない基本的な知識や原則を詳しく解説した、IPに関心がある全ての人にとって必須の基本書。IPの発展の歴史的な経緯や、IPがなぜ現場で求められているかの背景、日本におけるIPの現状などを詳しく解説しています。また、IP研究のレビューや、世界各国で実践されているIPに共通するコンピテンシーをまとめています。他の巻を読むにあたって、まずは知っておくべき内容が網羅されているので、第1巻を出発点として、自分の興味関心のある領域に沿って他の巻へと学習を進めていくことが可能です。

IPをどう教える？　＊教員の方におすすめ！

❷教育現場でIPを実践し学ぶ　[矢谷令子 編著]

主に保健・医療・福祉専門職を養成する学校の教員のためのIPE入門書。教員としての基本的な知識を身につけたうえで、それぞれの学校でIPEを推進し、学生へ連携を教授する方法を解説しています。実際に著者が所属していた大学でIPEを実践した経験に基づく事例や方法を数多く紹介しているので、IPEの実践を目指す教員の方は、今後自身で授業やプログラムを編み出していくための参考にすることが可能です。IPEを実践している教員の実践報告や、実際にIPEを受けた学生の声なども紹介し、IPEを志す教員にとって必携の一冊となっています。

IPって何？　＊学生・初学者の方におすすめ！

❸はじめてのIP　[大嶋伸雄 編著]
連携を学びはじめる人のためのIP入門

主に学生・初学者の方を対象にしたIPの入門書。IPE、IPC (IPW)、連携といった言葉に関心はあるけれど、何から勉強すればよいかわからないという方は、本シリーズの①と共にまずはこの本から学びはじめることがお勧めです。IPや連携、チームといった基本的な概念を詳しく解説し、またさまざまな保健・医療・福祉の専門職種とその仕事内容を紹介しているので、連携して働く可能性のある他の職種についての理解を深めることができます。重要な言葉や概念には「キーワード」や「学習のポイント」の解説を配置し、非常に学習しやすい構成になっています。

IPで現場を変える！　＊臨床家の方におすすめ！

❹臨床現場でIPを実践し学ぶ　[藤井博之 編著]

すでに臨床現場で働いている専門職の方を主な対象とした、実践のためのIP入門書。病院施設や地域ケアの現場で、周りの専門職と一緒にIPを実践しながら学んでいくための方法を詳しく解説し、職場内での勉強会などを進める際に活用することができます。さらに、IPを実践するうえで臨床家が気をつけなくてはならない観点や、共有しておくべき共通理解を提示しています。全国各地でIPを実践している臨床家の方々の報告も数多く紹介し、また特に連携が必要となる被災地医療支援におけるIPの実践も紹介しています。

何が現場の問題なのか？　＊IPに関心がある全ての方におすすめ！

❺地域における連携・協働 事例集　[吉浦 輪 著]
対人援助の臨床から学ぶIP

病院施設や地域におけるさまざまな困難事例を通して、専門職がどのように対象者を理解し、協働していけばよいのかを考え、学ぶことができる事例集。患者・当事者の困難な状況のみならず、専門職側に問題・原因がある事例も数多く提示され、現場の複雑な問題に対応する考え方を身につけることができます。また、課題・問題ごとのサブテーマが設けられ、自身の関心のあるテーマに沿って学習することも可能です。学校教育や臨床現場でのディスカッションの材料として幅広く使用することが可能で、IPを学ぶために必携の事例集となっています。

単純に個々のメンバーのパート（役割）を足し合わせていく[5]という事象を越えて、メンバーの異なるスキルをチームで組み合わせてどのように生かしていくのか、というハイレベルのストラテジー（戦略）が考えられるからです。プロジェクターを思い浮かべてください。それぞれのパーツは異なる機能を持ち、それらが一つになってプロジェクターを構成しています。複数の反射ミラーは、個別に機能し、電球バルブは光を照らし、ファンはさまざまな装置を冷却します。このような個々の部品を、ある特定の形に組み上げることで、プロジェクターは初めて壁に映像を映し出すことができます。これと同じことがチームについてもいえるわけです。もちろん、実際の現場に生かすことはそんなに簡単なことではありません。こうした、統合された目標については、また後ほど述べることにいたします。

> ▶▶▶▶ 学習のポイント ◀◀◀◀
>
> **第三の視点**
> **ダイバーシティとシナジー**
>
> 同じ専門性、または同じような思考をする複数メンバーによるチームでは、物事に対するダイバーシティやシナジーが生まれにくいといわれている。その結果、そのチームではさまざまな多重問題に対処できない。地域における多重問題は極めて根が深く複雑である。同じような方法や、パターン化した手段ではそれらに対処することは困難であることから、チーム・メンバーが持つさまざまな体験や知識、それぞれの専門性と、専門性に関連した熟練の経験知の存在が、多重問題を解明して対処するうえで最も有効なものとなる。

3　どのようにチームが機能するか

　チーム・ダイナミクスというのは難解な領域です。前述の通り、チーム・ダイナミクスについても多くの先行研究があり、本章ではそれらを繰り返すことを目的とはしていませんが、チームが効果的に機能するために必要な要素について、より具体的に述べていきたいと思います。

　最初に、チームがどのようにして生まれるのかについて考えたいと思います。まず、私たちは所属するチームにおいて、一般的に大きな影響力はもっていない、ということを想定して、職場における状況ということから話を始めましょう。ここでは、批評家（研究者）なしには存在することのなかった、長年用いられているモデルを用いることにします。それは「チームが生み出すものは、チームのメンバーから生まれるものである」ということを考える必要性を示すものです。

　Morgan、Salas、Glickman の Team Evolution and

> **キーワード**
>
> **【チーム・ダイナミクス】**
> グループ全体の有機的な活動形態を意味する。効果的なチーム・ダイナミクスは、チーム・リーダーとチーム・メンバーのそれぞれが、自分たちの役割を十分に果たし、場面ごとに応じてやるべきことを実行することにより成立する。

Maturation（TEAM）モデル[6]やHackmanの研究[7]など、他にも多くのモデルが存在しますが、TuckmanとJensen[8]は、チームが効果的かつ効率的に行動できるための方法を考える、ヒューリスティックとして機能する比較的単純なモデルを開発しました。このモデルは以下のステージによって構成されます。

第一のステージはforming（形成）であり、チームがどのようにまとめられるかということです。素晴らしく機能できる多職種連携チームとは、よく練られ、選ばれたチーム・メンバーの構成、チームが目指す目的、そしてチームのリーダーシップを意味します。通常このステージではまだチームの役割がはっきりとしておらず、管理者はチームの最初のステージを一定期間サポートする必要があります。たとえば、クライエントの退院に備えて集中して行う医療、ソーシャル・ケアの多職種連携チームが新しく編成されたとします。その場合の典型例として、最初の段階のヴィジョンについて「再入院する患者数を減らすことを明確な基準として、効果的な退院を促進させましょう」などと、管理者がチームに対し、説明と目標の共有を行うことが重要です。管理者はこうした目的を達成するために必要なチーム・メンバーを選抜し、チーム内でメンバー同士がお互いのことをよく知り合えるように配慮しなければなりません。この段階において、たとえばこのチームは作業療法士がリーダーとなり、その上司にはクリニカル・ディレクターと病棟マネジャーを設置することにより、早期の説明責任のメカニズムが明らかになる場合もあります。

チームが編成されれば、次にチームは第二のステージであるstorming（混乱）に入ります。これは、チームの状態がなかなか落ち着かず、メンバーにとって気詰まりな時期になりますが、すべてチームにとって不可欠なステージでもあります。この段階で、チームは多くの意見の相違、異なる視点や考え方、リーダーシップやチームのゴールに対する難しさなどと向き合います。これはチームの中で「健康的な対立」を社会化させるために、非常に大切なステー

キーワード

【ヒューリスティック】
人が意思決定をしたり、判断を下す時に厳密な論理で一歩一歩答えに迫るのではなく、直感で素早く解に到達する方法をいう。

キーワード

【クリニカル・ディレクター】
産業保健師、または、医務室や治験関係ではなく医療機器メーカーで働く仕事をいう。誰かの健康を直接的に守るのではなく、医療機器の使い方を医療関係の方に教えたりするのが主な業務となる。

ジとなります。ドイツの社会学者Simmel[9]は、「対立はソーシャライゼーション（社会化）の一部である」と言っています。異なる視点をオープンに共有するプロセスは、連帯感を深めていくために重要なことであり、目指すゴールについてメンバーが合意すること、お互いにリーダーシップを受け入れること、チームの説明責任を考えることなどを援助し、効果的なシナジーを生み出す基盤を形成します。このような対立をうまく促通していくことにより、多職種連携チームの連携協働を深化させることがすでに明らかとなっています[10,11]。また、お互いの経験知と知識を前面に押し出すことにも繋がります。

一般的に、対立は心地よいものではなく、一部のメンバーにとっては向き合うことが難しいかもしれませんが、メンバー全員がこのプロセスに関わり、チーム内の異なる視点や考え方とどのように向き合って、どのように効果的に解決していくのかを学ぶことは、チーム全体の責任になります。例として、前述の退院促進に取り組む医療、ソーシャル・ケアの多職種連携チームが、こうしたプロセスに関わることにより、お互いの職種の詳細、職域、それぞれが動きやすい仕事の仕方、メンバーの長所や短所など、より深く学ぶことができるようになるという意味です。

このステージでは、チームが独自のプロセスを導き出すために、効果的なチーム・ワークを形成する基礎固めが行われます（チームのオペレーティング・モデルの形成）。それは、なぜ、どのように、誰が、いつ、何を、といったチームを定義づけるフレーム・ワークを作りだすことです。

続く第三のステージは、norming（統一）です。チームは、相互依存の中で成長し、どのようにチーム内でコミュニケーションを行い、誰が、どの業務に責任を持ち、どのように資源を配分し、全体としてどのようなゴールをチームが共有するか、といったことを形成します。

先の例に挙げた退院促進チームでみると、チームがどのくらいの頻度で集まり会議を行うか、会議以外の場でどのようにメンバーがコミュニケーションを行うのか、チーム

> **学習のポイント**
>
> **欧米チームと日本のチームにおける対立解消文化の違い**
>
> 欧米のチームでは対立したテーマを解消するために、議論という手段を使って解決することを習熟している。子どもの頃から、テーマごとの討論会を学校で体験し、討論の論理的なスキルを学ぶからである。個人主義の欧米では「人はそれぞれ異なる意見を持つもの」という大前提があり、チームの方針を考える際にもこうした討論はごく当たり前のこととして用いられている。一方の我が国では、討論そのものの価値は認められているものの、「意見が激しく対立することは避けなければならない」という集団主義の文化が基盤にある。そのため、相手の意向を忖度（そんたく）したり、討論の事前に交渉を行ったりして、本格的な討論そのものを避ける傾向がある。

の行う介入は誰がリードして行うのか、そしてどのようにチームの実績を評価するのか、といった内容をチーム自身で決めてゆくプロセスであるといえます。このステージは、交渉、同意の形成、学びといったことを濃厚に行っていく段階です。そして、このプロセスに成功したチームは、チームの働き方をより洗練させて、結果を出すことができます。

このモデルの第四のステージであるperforming（機能）では、メンバーはチームの課題と関係性に対してしっかりと責任を持ち、自分たちの結果と課題を分析し、より良いプロセスと働き方のモデルに向かって仕事をするようになります。先例のチームでみると、各メンバーの役割が明確化し、決められた日時に効果的な会議を開催し、対象者の再入院を防ぐ、というチームの目的を達成したことを意味します。

このTuckmanら[8]によって提唱されたモデルは、チームについての思考方法をサポートするのに有効ですが、どのようにして実行していくのか、各ステージを通過するのに実際どれくらい時間が必要なのか、といったことは明言されていません。また、このモデルは線形プロセスとして示される場合が多いのです。しかしながら、チームで働く実践を通じて、実はこのモデルが周期的であるということが理解できます。メンバーの変更、ルーティン業務以外の業務状況やさまざまな困難場面、業務の規則などの変更、こうしたすべての要素によりチームは、メンバーがどのように協働し業務を行うか、何がチームの優先事項か、誰がチームをリードするのか、といったことを常に再評価し続けなければいけない状況に追い込まれます。前述した退院促進チームの例でいうと、まず、このチームに新しく栄養士が入ったと仮定します。メンバーの誰も新しいメンバーのことをよく知らないため、チームは新たに再構成され、チーム・メンバーは再びお互いを知ることから始めなければなりません（storming）。そして、チームはそれぞれの業務を開始する前に、チームの課題とコミュニケーションの

方法などについて、再びチーム間での調整を行わなければなりません（norming）。また、病院が政府のガイドラインの変更に沿って、退院促進に関する目標設定を変更する可能性もあります。そのような場合、このチームは政府の新しいガイドラインをどのように自分たちの業務のゴールへと落とし込み（storming）、チームの動き方にどのような影響が出るのかを考えなければなりません（norming）。すでに理解されたように、終わりのない変化がチームの効力や有効性に影響を与え続け、このプロセスは終わりを迎えることがない状況になります。同様に、チームが発達していくプロセスに時間枠（時間的制限など）も存在しません。チームが、これらのステージをどの程度の時間をかけて通過していくのかを予測することさえ誰もできず、実際、すべてのステージを通らなければならないわけでもなく、また一つのステージに、より長い時間をかけても構わないことになってしまいます。たとえば、退院促進チームの中に一度も会ったことのないメンバーが存在した場合、メンバー全員が顔見知りのチームよりも、normingやstormingのステージに時間がかかってしまったり、また、チームに参加する前に、多職種連携についての研修や、教育を受けているのかどうかなども、大きく影響します。

　数年の後、TuckmanとJensenは上記の4つのステージのモデルにadjourning（散会）のステージを加えて、5つのステージ・モデルへと修正しました。チームは、無制限に働き続けることはないのです。しかし、社会的な繋がりを形成し、お互いをより良く知り、信頼し合える関係へと成長していきます。チーム・メンバーにとって、チームが達成した成果を喜び、経過を振り返る時間を共に過ごすことはとても重要であり、チームが次の段階へ移行するためにも不可欠となります。たとえば、チームを離れることは、多くのメンバーにとって喪失感を伴うため、どのように対処するのかも検討する必要があります。

　チームが効果的に業務を進めるためには、チームのサイズについても検討を要します。私たちは誰もが、経験上、

大勢の人と協働することの難しさをよく知っていますが、その難しさは異なる個人間の協調から生じます。たとえば、人数が多い、大きなサイズのチームにおいては、メンバー全員をよりよく知ること、全員が平等にコミュニケーションを図ること、また、全員の同意を得て何かを決定することなどは大変困難です。反対に、チームのサイズが小さすぎる場合、先に述べてきたようなチーム・メンバーの考え方や、経験の多様性を生かすことや、革新的な成果を生むこと、シナジーを作りだす可能性、などの利点を失ってしまうことがあります。こうして議論をしながらも、実際、どのくらいのサイズのチームがパーフェクトなのか、合意された答えはありません。この点についてはさまざまな議論がありますが、10人以上のチームでは生産性が落ち、チームとして首尾一貫した動きをとることに困難が伴います[12]。先の例でいえば、もし多くの専門職が参加する多職種連携チームが編成されると、お互いをよく知るメンバー同士や、同じ職業同士のメンバーによるサブ（小）グループが形成されてしまう、といったことも起こりうるため、チームのメンバーはおよそ5人から8人程度に抑えることをお勧めします。

　チームが効果的に機能するためには、チームの置かれる環境についても考える必要があります。チームは、特定の環境、たとえば病棟やコミュニティ・ケアの現場などで業務を行います。組織的な配置とそれに伴う環境は、チームの効率性に大きな影響を与えます。たとえば、大病院の多職種連携チームは定期的に顔を合わせることができるため、メンバー間のコミュニケーション、業務の割り振り、業務についての決定などにおいて、そうした環境が与える影響が大きいです。しかし地域において、チームのメンバーが異なる機関に所属して地域の対象者を支えている多職種連携チームの場合には、定期的にメンバーが会う場所がなく、その結果、メンバー間のコミュニケーションや業務の決定を行うプロセスが大病院のチームとは全く異なります。チームが行う業務についても同じことがいえます。

例として、整形外科の入院患者に退院支援だけを行う多職種連携チームについて考えてみましょう。これは病院という同じ機関であっても、COPD（慢性閉塞性肺疾患）などの慢性的な疾患患者に、新しいクリニカル・パスを検討し、提供する多職種連携チームとは全く異なります。取り組む業務の複雑性はチームの作業パターンにも影響するため、結果的にチームの効率性にも影響します。

以上から、これまで述べてきた多くの視点をまとめ、McShaneとVon Glinow[13]による理論をベースに、チームの有効性を生み出すモデルを提唱してみましょう。

> **キーワード**
>
> 【クリニカル・パス】
> 疾患別医療の標準治療計画表に基づいた、医療の管理手法。標準的治療計画表は、横軸に時間経過を示す日付、縦軸に治療、検査、処置、投薬、注射、食事、指導などのケア介入内容を記載したフォーマットを各病院の当該科で作成して、実施する。地域医療連携パスなどもある。

組織的な文脈から

チームが効果的に動くためには、チームが所属する組織に適合していることが大切です。そのためには、組織的な文脈を理解しなければなりません。たとえば、組織の価値観はどの程度、チーム・ワークに反映されるのでしょうか。組織の構造を考えなければならないほどでしょうか。これは、病棟の人事におけるヒエラルキーなど、公式な組織構造から、現場でどの職種が重要と捉えられているのかといった非公式な構造、資金や組織的なゴールに対して誰が権限を持っているのかといった資源の配分（政府・行政主導か、民間主導かなど）まで幅広く含むものなのです。このような一つひとつの要素は、チームがどのように業務を進めるのかについても影響を与えています。民間機関のチームでは予算的な要請による影響が大きく、業務に関わる決定は組織的ヒエラルキーのトップによって行われることが多いでしょう。その一方で、地域の病院のチームでは、地域への有益性が影響を与え、業務の決定は組織のトップではなく、地域に最も近い立場（たとえば地域担当の看護師長など）によって決定されるでしょう。

チームのプロセス

　効果的なチームについて考える際に、二つ目の柱は、すでに述べてきた多くの視点と関連します。たとえば、チームが成長していくステージについて考えてみましょう。形成されたばかりの新しいチームが、長年にわたって業務を行っているチームと同程度のパフォーマンスを行うことは難しい、ということは明らかです。また、チームがどのように対立を解決するのかが重要である、と述べてきたことも忘れてはなりません。効果的に業務を遂行できるチームは、議論、建設的なフィードバック、合意できなかった場合の解決方法、などについてのプロセスを導き出すことができます。もし、上司に対して誰も意見してはいけないチームがあったとします。そのようなチームでは、メンバー全員の意見が反映されず、患者の治療のために何の改善も、革新も起こらず、チームは最適以下のパフォーマンスを行うだけにとどまるでしょう。しかしながら、定期的なフィードバックの場や、問題解決を行うミーティングの機会があり、多くの視点から対象者への介入について振り返ることができるチームがあれば、対象者へのより良い治療やケアが生まれ、対象者にとってより良いアウトカム（成果）が提供されるでしょう。このようなすべての相互作用は、チームがつくりだす規範がベースとなっています。相互に同意が形成され、強固な規範を備えたチームは、より良いパフォーマンスを提供できることが多いからです。規範はチーム・メンバー同士の信頼がベースとなって形成されます。実際、チームの信頼関係がチームのパフォーマンスを改善させる、ということがWangらによって検証されています[14]。信頼は時間をかけることでしか形成されず、それゆえ実際にはチームの開発段階に大きく左右されます。

チームの特徴

最後に、メンバーのダイバーシティなど、チーム内の性質について検討してみましょう。チームが異なるダイバーシティによって、最善の結果を生み出せるということの概略は前項で述べた通りです。多職種連携チームの協働における最大のポイントは、多様なスキル、経験、知識を多くの専門職が持ち寄ることが土台にあります。COPDの治療を行う場面において、看護師と作業療法士のみによって構成されたチームは看護師、理学療法士、作業療法士、栄養士、肺疾患の専門職などで構成されるチームよりも、良い結果は生み出せないということです。最後に、チームのダイバーシティの程度と、チームがどのようなプロセスを辿って成長していくか、両方の意味において、チームのサイズが大きなインパクトを与えることを改めて強調しておきたいと思います。

4 チームについてすべてが良いことばかりではない[★12]

チームでの業務を考える時に、私たちは、さまざまな信念の異なる人々が集まることによってもたらされる困難さについて検討しなければなりません。私たちは自分の常識の中でチームを理解し、自然な組織過程としてチーム・ワークが機能する、と安心しがちですが、そうした理解だけではチームで働く際に起こりうる、さまざまな困難について批判的に考える力を消失してしまう危険があります。AllenとHecht[15)]は、個々人のパフォーマンスよりも、グループによるパフォーマンスが生み出す利益を誇張することにより、チーム・ワークそのものが感傷的になってしまうことを指摘しています。実際、チームは個々人と比べて、より多くの安全ではない行動を選択している、という

★12…【臨床における多職種連携・協働の論点〜多職種連携・協働の落とし穴〜】(④p15) 参照

> **学習のポイント**
>
> **対立を解消する手段**
>
> チーム内の個人間で意見が対立して、お互い葛藤を抱えてしまったり、チームを構成するメンバーのさまざまな人間関係から機能不全に陥ることがある。それらを解消するための万能の手段は存在しないが、そんな時に備えて予め学習しておくことにより、そうしたトラブルの多くを未然に防ぐことが可能となる。以下の二つはIPEに関連した予防手段として注目を浴びている。
>
> ・認知行動療法（CBT）：人間の気分や行動は認知（ものの考え方や受け止め方）の強い影響を受けるという基本から成り立っている。認知に歪みや偏りが存在すると、正常な人間生活へ悪影響を及ぼすため、その歪みや偏りを修正して問題を解決する精神（心理）療法の一つである。
>
> ・信念対立解明アプローチ：構造構成主義の理論を基盤としたアプローチ方法で「関心相関性」の原理から成る。個々の人間がもつ考え方、モノの見方においてあらゆる信念対立に対応できる全方位型の原理的技術といわれている。
>
> 【文献】
> 大野裕, 田中克俊：保健, 医療, 福祉, 教育にいかす；簡易型認知行動療法実践マニュアル. きずな出版, 2017.
> 京極真：医療関係者のための信念対立解明アプローチ. 誠信書房, 2011.

研究があり、この現象はリスキーシフト（リスクのある転換）と呼ばれています[16,17]。この点については、十分に同意できない点がいくつかありますが、いくつかの仮説は、チームが（実に、チームを定義する要素として述べられるような）何かをする責任と結果についての責任を拡散させ、リスクが共有されていることへ認識が変わるように提唱されています[18]。

その他、チーム・ダイナミクスにおいては、他のメンバーに対して遠慮なく意見をするような、強い影響力を持つメンバーがより重要視される傾向がある、と指摘する研究があります[19]。

このため、私たちは自らの意識に注意しながら、物事を**決定していくプロセス**を作りだしていかなければなりません。強い影響力を持つメンバーの例を、先の退院促進チームに当てはめて考えてみましょう。

チーム内で尊敬を集めるベテランのソーシャルワーカーが、ある患者の早期退院を提案したとします。経験の長いメンバーが、新卒の理学療法士など、若くて経験年数の少ない他のメンバーを説得してチームの決定を行う、こうした場面展開では、新卒の理学療法士へのプレッシャーは軽いものになるかもしれません。しかし、考えてみてください、もしこの決定をあなた一人の責任で行ったら、あなたはどう感じるでしょうか？

筆者はそうした現場において、メンバー全員が平等にチームに参加していないと感じるチームこそ、最も大きな不満を抱えるチームになることを、長年にわたって経験してきました。これはチーム・メンバーが抱える、他の業務や責任などによって生じることがあります。とくに多職種連携チームにおいては、メンバー個々の専門的な業務や責任は、多職種連携チームの全体に匹敵するくらいある場合が多いのです。理学療法士が、人材不足や同僚の欠勤のカバーのために時間外で業務を行うことなどがその一例です。しかし、時として上記のような、チーム・メンバーには他との意見の相違などとは異なる理由で、多職種連携

▶▶▶▶ **学習のポイント** ◀◀◀◀

決定のプロセス

先に挙げたように、欧米のチームと日本のチームでは、個人主義と集団主義という文化の違いが大きく、決定のためのプロセスは異なるが、チーム・メンバー間における力関係はほぼ等しく存在する。日本の介護保険制度を例にすれば、チームにケアマネジャーのようなまとめ役がいる場合や、他の組織の役職者がスタッフとして存在する場合、または専門職経験年数が長いメンバーがいる場合など、より大きな発言権が暗黙のうちに決定されてしまう。まず一番最初に、チーム・メンバー全員が一堂に会して良く話し合い、チームの方針決定のためのプロセスにメンバー全員が参加できる仕組みについて言及しておく必要がある。でなければ「その場の空気」ともいうべき雰囲気がそれらのメンバーに決定権を与えてしまい、正しい方向で連携協働できないような状況が続くことになる。

チームに積極的に参加しないメンバーがいることもあります。このような行為はソーシャル・ローフィング（社会的なダラダラ行為）と呼ばれます[20]。個々人で仕事を行う時よりも、グループになると個人が努力を怠るようになる現象を指します。ソーシャル・ローフィングがなぜ起こるのかについては、1913年頃から100年以上研究された今日でも、なお議論が続けられている未解決の問題です。多職種連携チームを例にして、この問題について考えてみましょう。

　筆者が、さまざまなニーズを持った子どもたちを支援する多職種連携チームで働いていた時、スタッフ会議に参加しないメンバーがいるという問題にぶつかりました。時間をかけて調べていくと、チームの業務に参加しないメンバーは、事前に与えられている業務や、課題を行わないメンバー、会議に参加しないメンバーと同じメンバーであることが明らかになりました。さらに、この問題を調べていくと、チームのゴールを達成することについて、そうしたメンバーと他のメンバーにとってのチームのゴールは、全く意味が違っていたことが明らかになりました。チームのゴールを達成することは、個人の業績を評価することには繋がらず、その個人が与えられた課題に対して良いパフォーマンスを行って貢献したことも評価されていませんでした。加えて、その時のチームのサイズは、そのメンバーにとっては他の誰かが自分の分の仕事もしてくれるであろうと思えるような大きさでした。実際、仕事をしないメンバーの仕事は、他のメンバーによって行われていました。そうなると、大半のメンバーは多くの仕事を課せられることに幻滅を感じていました。

　比較的大きなチームでは、チーム・メンバーへのプレッシャーは小さくなり、個々のメンバーが隠れやすくなるということが立証されており、チームによる積極的なチーム・マネジメントが必要となります。チーム・メンバーは自分たちが生み出したグループの規範、メンバーで合意したチームのゴール、チームの業務の進め方などについて、

常にメンバー同士で意識を高め合うことが大切になります。

　最後に、シナジーとダイバーシティの考え方について復習しておきましょう。この二つの考え方は、チームが良いパフォーマンスを生むための能力について考える時に、最も重要な視点です。異なる文化や宗教的なバックグラウンド（背景）などを持つメンバーのダイバーシティは、時として困難をもたらすこともありますが、ダイバーシティ固有の異なるものを一つに繋ぎ合わせる作業は、やがてシナジーを生み、機敏で適合力のあるチームにとって重要なものになります。しかし、チームが長期間働く時によく起こることはチームが「**グループ・シンク**」を行うようになることです。グループ・シンクとは、メンバー相互が一致したり、従い合ったりするようになり、「メンバー同士がほぼ似た考えを持つようになる傾向」と一般的にいわれています。しかしながら、それは「相似・適合・一致」以上のことを表します。グループ・シンクについては、Whyte[21]が、数十年前に次のように適切な指摘を行っています。「グループ・シンクという造語には、多くの意味（少し含みのある偏ったもの）がありますが、その定義は整理されています。私たちは単に、より直感的な相似について話しているのではありません。最終的に、それは長期にわたる人類の弱点でもあります。私たちが言及するのは、合理的に正当化された相似です。あるグループの価値観とは単なる便宜主義だけではなく、正しく良いものでもあるという、オープンで整理された概念についてです。これは、そのチームにとってどういう意味を持つものでしょうか。それは、対立に立ち返ることです。批判的な見直しをせずに、困難も伴わず決定されたことを受け入れるチームは失敗しやすく、良いパフォーマンスを遂行することはできません。グループ・シンクを防ぐためにチームは常に、決定、価値観、プロセスなどを見直さなければならなりません。グループ・シンクに陥る多くのチームには、困難に立ち向かうことを恐れ、対立を避けるチームメンバーが存在します。しかしながら、先に述べた通りチームの対立はダイ

キーワード

【グループ・シンク】

グループ・シンク（集団的浅慮、集団思考）を簡単に説明すると「人間が集団で物事を決定する時、一人で決断するよりも大失敗する危険性が高まる」ということである。集団内の人間関係が良好で、強く結束していることがある。そうするとその集団を構成するメンバーは、集団の存在自体をポジティブなものと考える。それにより自分はその集団に所属し続けていたいと考え、また、集団に属していることを誇りにも感じる。以下は、Janis（1972, 1982）が指摘したこうした理想的とも思える集団が、集団的浅慮を生み出してしまうときの8つの兆候である。
①無敵感が生まれ楽観的になる、②自分たちは道徳的であるという信念が広がる、③決定を合理的なものと思い込み周囲からの助言を無視する、④ライバルの弱点を過大評価し能力を過小評価する、⑤みんなの決定に異論をとなえるメンバーに圧力がかかる、⑥みんなの意見から外れないように自分で自分を検閲する、⑦過半数にすぎない意見であっても全会一致であると思い込む、⑧自分たちに都合の悪い情報を遮断してしまう。

【文献】
Janis IL：Victims of groupthink；A psychological study of foreign policy decisions and fiascoes. Houghton Mifflin Company, 1972.
Janis IL：Groupthink；A psychological study of policy decisions and fiascoes. Houghton Mifflin Company, 1982.

バーシティの良い面を維持し、シナジーを助けるための重要な要素であることを忘れてはなりません」。

実際にチームは、この他にも多くの困難な挑戦を経験します。とくに多職種連携チームであれば、それはなおさらです。専門職の職域について、異なる勤務シフトなどの実務的な困難さ、または、専門職種間で異なる専門用語など、その挑戦的課題はさまざまです。挑戦の性質にかかわらず、こうした挑戦に取り組めるオープンなコミュニケーションを実現するプロセスが、チームにとって重要なのです。チームは、自分たちの業務のプロセス、ゴール、そしてメンバーシップを見直しながら、成功に向かって働き続ける心構えを持つ必要があります。

5 チーム論のまとめとして

チームというのは現実です。どこにでも存在し、また、チームが組織に与えるインパクトについては広く検証されています。さらに、チームはエキサイティングです。多様な職種、異なる文化、違う経験を持つメンバーが集まることで生じる、学びの経験は、他のどの仕事環境でも得られないものです。

しかし、チームは挑戦的なものでもあります。筆者は長年、多くのチームの中で、そして、チームと一緒に働いてきましたが、たやすく協働できるチームというものをまだ見ていません。

この文章で伝えたかったことは、チームが効果的なままでいるために努力なんてする必要はない、という考え方を私たちが捨てることができれば、多くのチーム問題は解決される、ということです。チームは、常に努力が求められ、定期的に見直しが必要です。さまざまなことに適合していかなければならず、忍耐も求められるため、まさに、すべてが挑戦です。完璧なチームも存在しなければ、有効

なチームを作るための完璧な方法も存在しません。しかし、得られるものはとても大きく、大きな価値があります。そうしたチームによって組織も利益を得ますが、チーム・メンバー個々人も満足でき、利益を得る場合の方が多いことを忘れないでください。

　本稿が、チームとしての素晴らしい発展と維持に役立つ考え方や、そのモデル、経験する手段を提供できたことを願ってやみません。ここで提案されたアイデアを一つひとつのチームがどのように実行するのかについてはわかりかねます。おそらく、皆さんご自身が、それぞれ自分の道を見つけていくことでしょう。しかし、もしあなたがチームの効率性に取り組んでいるのであれば、きっとここから素晴らしい収穫を得ることができたでしょう！

　グッドラック！

（Edgar Meyer　翻訳：矢嶋真希　監訳：大嶋伸雄）

第2章　チーム・ワークの成り立ち

臨床のチーム・ワーク基礎

1 ある時エレベーターが突然

> 状況：ある大規模商業ビルのエレベーター内に10名の人間がたまたま乗り合わせていました。その時、突然電気が消え、エレベーターが階と階の中間で緊急停止してしまいました。故障の原因は不明で、外との連絡も全くとれなくなりました。
>
> 質問：この瞬間から10名は自分たちの救助を目的としたチームとなりました。さて、あなたがこの時に居合わせた10名のうちの一人だったとしたら、何を考えますか？　一体なにをどうしますか？

　これは、英国のUniversity of SouthamptonのIPEの一環として、実際に使用されたグループ・ワークの課題です[22]。"チーム・ビルディング"がテーマですが、ここからチームというものの本質が徐々に明らかとなってきます。以下、その時のチームとしての命題とさまざまな機能や必要性について列挙してありますが、その前に自分で少し考えてみましょう。

❶このチームの目的は何か？
　「自分たち全員をエレベーターから救出し、外の安全な場所に移動すること」これは一目瞭然である。

❷**優先的にやらなければならない仕事は何か？**
　外部との連絡、出口を探す、照明またはその代替物の確保、病人・怪我人の確認とその対処、長時間になった場合に備えて食料と水の確保など。
❸**誰がどの役割を担うのか？**
　そのために誰がどのような専門性（特技）を持っていて、どんな役割分担が可能なのかを知ること（情報共有）。
❹**どんなチームリーダーが必要か？**
　誰がふさわしいか？　必要条件は？

2 チームの意味と成り立ち

以下は、チームの発展過程[23]の例です。
①知り合いになる：冷静な交流、目標はまだ不一致
②思考と失敗：ペア形成、境界の曖昧さ、疑惑
③集合的な優柔不断：葛藤を避けるための平衡、低い士気
④危機：リーダー出現、感情表出、露呈
⑤解決：コミュニケーション、リーダーシップの共有
⑥チームの維持：課題の共有、相互関係成立、柔軟性

　もちろん、すべてのチームがこのような経過を辿るわけではありません。また、これは西洋的な視点からみたチームの成立要因であり、文化的にも集団主義に近い我が国では、「危機」を避けようとする意思が働くために、表面的には危機が表出しない可能性が高いといえます。一方で「集団的な優柔不断」がしばらく続き、チームとしてうまく発展せず、停滞したままの状態が続く可能性もあります。

○位置づけ（図2-1）[24,25]

は一体どのような位置づけ
そうしたチーム・メンバー
があるのでしょうか？

一歩は「報告・連絡」と
ら始まります。やがて相
性が高くなると「打ち合
関係に進展し、最後に
働チームになることが

ter-professional
ter-）は、専門性
という意味であ
sionalにおける
性がそこに「存
つまり、こう

Collaboration（＝Work together）協働

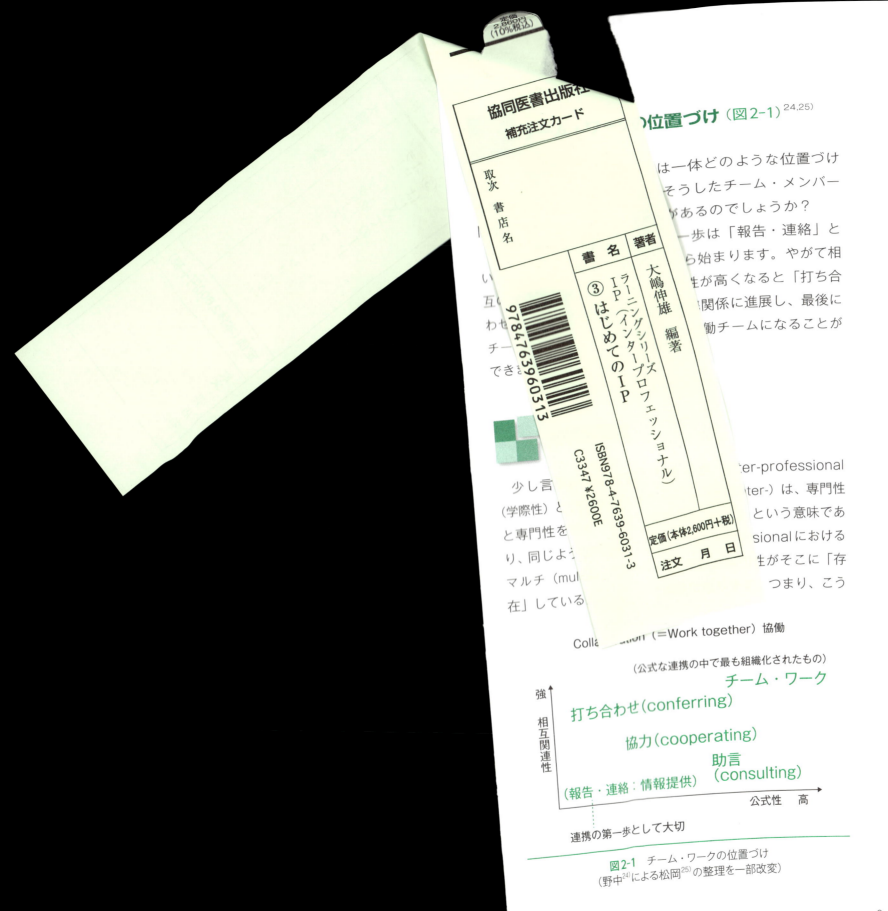

図2-1 チーム・ワークの位置づけ
（野中[24]による松岡[25]の整理を一部改変）

2 臨床のチーム・ワーク基礎 ●115

した用語における意味合いの違いは、専門性を繋ぐ協働や連携の強さの程度と関係します。使われる「インター」では、それぞれの専門職間で高度な連携のための技術が求められることを意味します。つまりそれぞれの専門役割に対する解放程度が大きい状態で、自由度が比較的高いような状態を表します。一方、それぞれの専門性役割がある程度固定化されてしまっている状況とは、専門性役割の解放程度が小さい、つまり自由度が低いことを意味します。

　図2-2は「協働・連携の程度」と「役割解放の程度」を2次元的に表したものです[26,27]。左のマルチ・プロフェッショナルでは役割解放の程度が大きい、つまり専門職として縛りが少ない状況の例として「病院の日常」が挙げられており、それとは逆に役割としての開放程度が少ない状況に、行政機関や軍隊などの日常が示されています。一方で、専門性相互の関係性で連携を要求されるインタープロフェッショナルにおいては、救急救命チームは役割からの解放程度が小さく、地域における在宅ケアなどでは、役割の解放程度が大きいことを表しています。つまり手術などの高度な医療現場での連携作業ではそれぞれの専門役割の固定化に繋がる業務内容が多いのですが、地域医療・地域

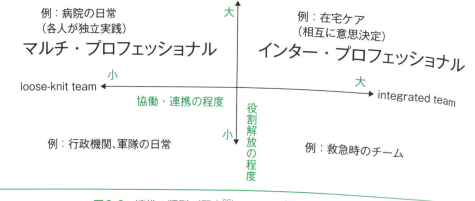

図2-2　連携の類型（野中[26]による菊池[27]の整理を一部改編）

ケアの現場では、ある一人の患者宅へ複数の専門職が入れ替わり出入りするために、役割の開放度が大きい、つまり他の専門職との相互関係性を前提に意思決定しなければなりませんが、専門職としては比較的自由な活動ができることを意味します。つまり、連携と協働を効果的に行える専門職とは、地域医療の現場においてこそその能力が試されることになるのです。

3 チームに期待されること

　一般に、チームとは単なる人間の集まり（集団）を意味するものではありません。チームにはある目的に沿った成果、つまり結果を出すことが常に求められているからです。こうしたさまざまな課題とそれに対する解決力が期待される存在であるため、チームには多様な遂行性が期待されています（図2-3）[28]。多様な遂行機能を維持するためには、それぞれの分野で専門性の高いメンバーが複数必要であり、そうしたメンバーは関連する組織やネットワークから集められたりします。

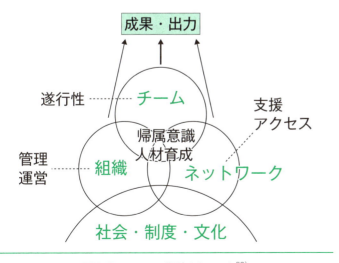

図2-3　チームに期待されること[28]

たとえば、日本の社会では会社組織の中である特命チームが編成されたり、組織と組織の横の関係から、あるテーマに沿った専門家が集められたりします。もちろん、こうした組織やネットワークが成立するためには、最初に安定した社会と制度、文化などの仕組みによって働ける環境が支えられる必要があります。チームのための専門技能を持つメンバーを育成する組織や学校などは、こうしたさまざまな社会制度の仕組みと文化のうえで成立しています。それは一つの国であったり、あるいは国際的な機関同士の繋がりであったりする場合もあります。

4 チームへの希望と期待と現実

　「チーム」という言葉には、何らかの結果がついてくる、あるいは何らかの結果を出せる機能、というイメージがありますが、実際にはどうでしょうか。Bowenら[28]によれば、「善人を集めれば良いチームができる」「高い教育を受けた医師が必ずリーダーに適する」「異職種のスーパーヴィジョンでも有効である」「個人の力を合わせると大きな力になる」といった神話（図2-4）がまかり通っている、ということです。確かにチームのイメージとしては、能力がありそうで良い人を集めれば、それだけで、きっと良い

```
善人を集めれば良いチームができる
高い教育を受けた医師が必ずリーダーに適する
異職種のスーパーヴィジョンでも有効である
個人の力を合わせると大きな力になる
```

```
目標を共有すること
各自が専門的能力を発揮すること
教育程度よりも技能を用いること
憶測を意識的に点検すること
```

図2-4　チームという神話[28]

チームになるだろうという幻想が存在するかもしれません。しかし、必ずしもそれだけではチームとして十分でないことは明らかです。一番重要なことは、「目標を共有すること」です。各専門職がバラバラに目標を立てては立ちゆかなくなります。先にも述べましたが、ここの部分は各専門職共通の一般性による能力による部分が大きいです。そして、共有する目標が定まったら「各自が専門的能力を発揮すること」です。しかし、地域医療などの現場では、養成校で学んだ杓子定規の専門性ではうまくいかないことが多くなります。そんな時には「教育程度よりも技能を用いること」です。それまでの経験に裏打ちされた技能は、自分自身で身につけることが基本ですが、周囲の先輩や先人から学ぶことも可能です。さらに「憶測を点検すること」が必要になります。自己の専門性による推測や見立て、ではなく、実際にそうなのか、きちんと対象者と向き合って対処することが、結局はチーム全体の効果を高めることになります。

5 チーム・アプローチを阻害する要因について

Roberts[29]によれば、チームの連携機能を崩壊させる要因として、図2-5にあるような事柄が存在します[29,30]。お互いの主義主張を譲らないことによる「分裂」や「リーダーシップの分断」、グループ内で年配の熟練者と比較的新人の専門職による上下関係、失敗の原因を常に特定の専門職に押しつける「犠牲者作り」、そして全体のゴールを常に上げたがる「理想化」などです[30]。

結局、こうしたチーム全体の能力を向上させるためには、自分たちのチームの活動やアプローチ内容を振り返る機会が必要となります。リフレクション（reflection）と呼ばれるこの技法は、参加者のメタ認知を改善させて、自分だけの自己評価から、自分と他の専門職との比較まで行え

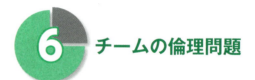

図2-5　チームの阻害要因（野中[30]によるRoberts[29]の整理を一部改変）

る能力を向上させる効果があるといわれています。

6　チームの倫理問題

　Loweによるチームの問題として、「集団的浅慮」と「鎖縁」が挙げられます（図2-6）[23,30,31]。これらは単純にまとめると、何らかの原因により誰のためのチームかが曖昧となり、チームの方向性を見失った結果、結局、自分たちチームのためのチームとなってしまうことです。

　さらに、能力の劣るメンバーをかばうことや、チームのあるメンバーに対して対象者が依存的になってしまい、自律性を失ってしまったりすることも、チームの倫理として大きな問題になります。とくに専門職チームという大きな圧力の前に弱者である対象者が自分の意見を言えなくなる、というのは厳にあってはならないことです。

> **チームの倫理問題**
>
> チームのためのチームになることの注意
>
> ┌─────────────────────────────┐
> │ 集団的浅慮（group think）   │
> │ 鎖縁（enmeshment）   │
> └─────────────────────────────┘ (Lowe, 1981)
>
> ユーザーへの倫理問題（Purtilo, 1988）
> ①能力の劣るチーム員を保護することは、患者への道義的責任を回避することではないか？
> ②複数のチーム員の判断に患者が依存的となり、自立性の向上を妨げないか？
> ③複数のチーム員には一人よりも大きな圧迫感があるが、患者は自分の意思をつらぬけるだろうか？

図2-6 チームの倫理問題（野中[30]によるLowe[23]、Purtilo[31]の整理を一部改変）

7 専門職連携の長所と短所[32]

長所

❶利用者の問題解決

適切な計画が立てられ、かつ迅速な実施が可能になります。多専門職による多くのアイデアから創造的解決とケアの質的向上が得られます。

❷効率性

多専門職による多くの資源を最大限に活用できます。

❸専門職の利益

専門職としての能力向上を図ることで、人格が発達します。さらに仕事上の環境改善をやりやすくなることから、情緒的な課題（不安など）の改善も十分に得られます。

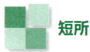 **短所**

❶**利用者の不利益**

対象者がチームへの依存性を増す可能性があります。また、多専門職のため、個人情報が漏れやすくなります。

❷**非効率性**

多専門職のため、意見調整に時間がかかる可能性があります。

❸**専門職の不利益**

役割の混乱や職種間での葛藤が出現し、意見の斉一性から、同調圧力がかかる場合があります。

（大嶋伸雄）

キーワード

【斉一性】
他者の異論や反論を認めないこと。斉一性の原理とは社会心理学の用語である。ある特定の集団の内部において、異論や反論などの存在を許容せずに、特定の方向に進んでしまうことを示す。つまり、多数決で意思決定を行う場では起こらず、全会一致で意思決定を行うような状況でのみ発生してしまう。

第2章 チーム・ワークの成り立ち

3 マネジメントの概念とIPC（IPW）

1 専門性を活かすということ

　マネジメントの本質とは、決して対象となるヒト・モノ・環境などを「管理」することではありません。対象となる個人個人の能力をいかに有効に活用するか、そして、いかにそうした能力を育てるか、という視点が十分に活かせる方法の全体像を表す概念です[33]。個々のメンバーによる能力の集合体がやがて「成果」へと結びつくことになるわけです。

　IPC（IPW）の実践において、対象者に一専門職のみが働きかけてもあまり大きな効果は上げられません。例として、ある回復期リハビリテーション病院において、理学療法士が脳卒中の患者を治すための治療を行えば、患者はそれを当然のこととして受け止めるでしょう。しかし、その患者の脳卒中が完全に回復しない場合はどうでしょうか。回復しないのに治す治療だけを実施しても、退院後の生活に困ってしまいます。しかし、最初から退院後に必要な代償動作訓練を行うことは、患者に「あなたはもう治りませんよ」という意味に捉えられてしまい、治る意欲や生きる意欲をも失わせてしまいます[34]。

　うまくマネジメントされているリハビリテーション・チームであれば、理学療法士が行う治療訓練と並行して、作業療法士が最初から代償動作による生活訓練を実施しているでしょう。治す訓練と代償訓練とを並行して行うことを予め患者に認識させておけば、大きすぎる回復への期待

や、望ましくない意欲の減退を防ぐことができます[35]。保健・医療・福祉の分野では、クライエント中心のためのアプローチを実践できるチーム・マネジメントや職域マネジメントが必須であるといえるでしょう。そのためには、いかにそれぞれの専門性を活かすのか、という部分がマネジメントのコアとなります。

2 チーム・マネジメントに必要な概念

保健・医療・福祉の専門職には、他の専門性に対して自分たちの専門性がいかに向き合うのか、というテーマが存在します。これが先に挙げた"学際性"という概念であり、多職種チームにおける連携、協働のためのコア部分となります[36]。

最近の傾向ですが、地域医療・地域ケアの現場におけるサービス対象者には多重問題が頻発し、もはや単一の専門職だけではこういった複雑な物事を解決できないことが現実となっています。

このような「対処すべき課題」に取り組むIPC(IPW)では、専門職同士が、バラバラで活躍し対処する「加算モデル」ではなく、相乗効果があるといわれている「乗算モデル」が必要になってきます[37]。図2-7において、加算モデルでは各専門職の総和（1＋1＋1）の力しか発揮できませんが、乗算モデルでは各専門職がきちんとした連携協働によるIPC(IPW)を実行することで、総和の効果の二倍・三倍あるいは二乗の力を発揮できるというイメージを表しています[37]。

加算モデルでは、専門職が個別にアプローチするため、コントロールは不可能です。そのため、介入の効果が見えなければ活動そのものが消滅しますし、何よりも目標が一致せず職種間の葛藤が起きやすい環境になります。一方、乗算モデルでは共有できた目標達成のためにすべての専門

相互関係性とその形態

1. 加算モデル
専門職ごとの見解の総和
：個別アプローチ、コントロール不可
・活動形態がなければ→活動自体消滅 or 職種間の葛藤

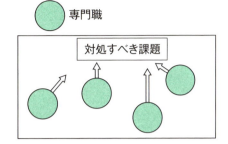

2. 乗算モデル
目標達成のため全ての専門職の努力が結晶、総和以上
・活動形態として IPC がなければ→分裂、分解 or 職種の孤立化

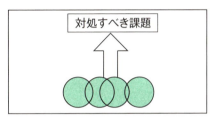

図2-7 専門職連携の加算モデルと乗算モデル[37]

職が努力するため、その効果は総和以上になると期待されます。ただし、活動形態にIPC（IPW）がなければ、意見の異なるメンバー同士で分裂したり、特定の職種の孤立化などを招いてしまう危険性があります[37]。

さて、こうしたIPC（IPW）に必要な知識を含めた能力とは、いかにして養われるのでしょうか。基本的にはIPEにより学習した他専門性の理解の他、一般性によるさまざまな能力と経験に基づいて自らが振り返り、メタ認知能力を育むような姿勢が重要となるのです。

> **キーワード**
>
> 【メタ認知能力】
> 自分自身の行為や考え方を、別のもう一人の自分が客観的に眺めて、分析することができる能力をいう。一人の人間が行う行動や発言に客観性を持たせることから、一つの能力として考えられている。「メタ」は「より高次の」という意味のある認知心理学用語である。

 患者と家族のマネジメント[★13]

★13…⑤事例3、6、7、9、11参照

 家族全体の中で担当患者を捉える

ある在宅患者の生活において、複数の課題や問題を抱え

3 マネジメントの概念とIPC（IPW） ●125

た家族などがいる場合、本質的な要素は、患者を単独ではなく家族全体の中の一人であると捉える視点が重要です。

　最近、患者の治療との関係から見ても、家族の人間関係と家庭生活の状況に起因して患者の疾病が発生、もしくは増悪している場合や、患者の病状や障害によって容易に家族関係や生活が崩壊の危機に陥ってしまうケースが増加しています[34]。これらのケースでは、心理的にも社会経済的にも脆弱な基盤の上に日常生活が成り立っており、患者に対する訓練効果を上げるうえでも、家族への支援・介入は不可欠なのです。

 患者と家族とのニーズの違いに配慮する

　家族に対する評価をどう行うかという点ですが、家族の抱える問題状況によっては、患者の治療や回復が、患者本人を含めても家族内部で最も高い優先度として選択されているとは限りません。また、他の家族の問題の解決・緩和がなされなければ、患者のQOLも上がらない、といった家族問題のメカニズムが存在する場合もあります。よって、必ずしも患者の問題解決のための手段として、家族を位置づけることはできないことになります。あくまでも家族全体の状況を捉える中で、患者本人のQOLの水準が見通されなければならないことになります[34]。

 IPC（IPW）が必要な多重問題家族の存在を意識する

　各専門領域の立場から、家族の一員である患者個人を個人の単位でバラバラに捉えるのではなく全体として捉える試みは、社会福祉領域における家族システム論の影響を受けて、一部、精神医療や家族療法の中ですでに取り組まれてきました。しかし、その方法論は地域医療における家族アプローチ一般にまで展開されていません。したがって、

いくつかの困難を同時に抱えた多重問題家族を捉えて、その内的葛藤や力動を分析することは、保健・医療・福祉領域に携わるすべての専門職にとって不可欠な要素です。

家族におけるキーパーソン

医療専門職などがアプローチするうえで「最も頼りになる家族構成員」という意味で用いられがちですが、本来、キーパーソンとは家族の中にすでにいるものであり、その力動を支配している人であり、専門職によって決定されるものではありません。

たとえば、アルコール依存症者の家族内には「共依存関係」が存在する場合が多いといわれています。共依存とは、「必要とされる必要」のことです。たとえば、お酒を飲んで妻に手を上げる夫は、酒を飲むことで妻に自分の面倒をみてもらいたがっている、と捉えられ、逆に妻は酒を飲んだ夫の面倒をみることによって、自分の生きがいを見出している、という関係性を意味します。

妻が夫の飲酒による問題行動の面倒をみることをやめない限り、夫は問題を自覚できません。つまり、本人がアルコールで問題を起こした時に身近な家族が本人を助けようとすることは、本人が現実に直面化することを妨げていることになります。このようにして、家族は二者の共依存関係に巻き込まれてしまい、家族としての機能を発揮できなくなるのです[34]。

家族内における役割の多様性をみる視点

たとえば、母親が疾病により育児が困難な状況になれば、遠方から親族が駆けつけてサポートに入り、育児を補完することはよく見られることです。また、家族内部でも役割が見直され、家族は相互にカバーし合うのが常です。

もし、家族に機能不全があれば、外部からの支援が投入されたり、家族内の役割の調整がなされたりするなどして問題が極限化しないよう、内外の対処システムを連動させることが重要です。

　このように、本人たちの能力だけでなく、家族の外部からの支援の提供状況やそうした社会関係の有無を含めて総合的に生活能力や家族機能はアセスメントされなければなりません。よって、家族構成員の役割機能から家族を捉えるということは、それ自体が一つの評価指標となるものではなく、家族の多面的な状況を具体的に捉えようとする際の一つの切り口であり、手がかりとして位置づけるのが良いでしょう。

　つまり、家族の機能状況から、家族の考え方や価値観、関係や力動性、そして対処行動の特性などの機能では推し量れない全体論的な理解へと展開していくことが重要になります。

（大嶋伸雄）

引用文献

1) West MA, Borrill CS et al.：The link between the management of employees and patient mortality in acute hospitals. International Journal of Human Resource Management 13：1299-1310, 2002.
2) West MA, Guthrie JP et al.：Reducing patient mortality in hospitals；the role of human resource management. Journal of Organizational Behavior 27：983-1002, 2006.
3) Lazarsfeld PF, Merton RK：Friendship as a Social Process；A Substantive and Methodological Analysis. In Freedom and Control in Modern Society (Berger M, Abel T, Page C eds.). Van Nostrand, 1954, pp18-66.
4) Katzenbach JR, Smith DK：The Discipline of Teams. Harvard Business Review (2005)；The Best of 1993, July-August edition, 1993.
5) Aristotle：Book VIII. 1045a, pp8-10 (n.d.).
6) Morgan BB, Salas E et al.：An analysis of team evolution and maturation. The Journal of General Psychology 120：277-291, 1994.
7) Hackman JR：Learning more by crossing levels；evidence from airplanes, hospitals, and orchestras. Journal of Organizational Behavior 24：905-922, 2003.
8) Tuckman BW, Jensen MA：Stages of small-group development revisited. Group & Organization Studies 2：419-427, 1977.
9) Simmel G：The Sociology of Conflict. American Journal of Sociology 9：490-525, 1904.
10) Lees A, Meyer E：Theoretically speaking；use of a communities of practice framework to describe and evaluate interprofessional education. J Interprof Care 25：84-90, 2011.
11) Meyer E, Lees A：Learning to Collaborate；An Application of Activity Theory to Interprofessional Learning Across Children's Services. Social Work Education 32：662-684, 2013.
12) Boddy D：Management；An Introduction. Pearson Education, 2008.
13) McShane S, Von Glinow MA：Organisational Behaviour. McGrawHill, 2014.
14) Wang JK, Ashleigh M et al.：Knowledge sharing and team trustworthiness；it's all about social ties! Journal of Knowledge Management and Practice 4：175-186, 2006.
15) Allen NJ, Hecht TD：The 'romance of teams'；Toward an understanding of its psychological underpinnings and implications. Journal of Occupational and Organizational Psychology 77：439-461, 2004.
16) Stoner JAF：A comparison of individual and group decisions involving risk. Massachusetts Institute of Technology (Unpublished Master's Thesis), 1961.
17) Shaw ME：Group Dynamics；The Psychology of Small Group Behaviour. McGraw-Hill, 1976.
18) Wallach MA, Kogan N et al.：Diffusion of responsibility and level of risk taking in groups. Journal of Abnormal and Social Psychology 68：263-274, 1964.
19) Collins BE, Guetzkow H：A social psychology of group processes for decision-making. Wiley, 1964.
20) Kravitz DA, Martin B：Ringelmann rediscovered；The original article. Journal of Personality and Social Psycholog 50：936-941, 1986.
21) Whyte WH Jr.：Groupthink. Fortune, 1952, pp114-117.
22) Jackson P：IPE text book in Health Care Unit. University of Southampton, 2008.
23) Lowe JI, Herranen M：Understanding team-work；Another look at the concepts. Social Work in Health Care 7：1-11, 1981.
24) 野中猛：図説ケアチーム．中央法規出版，2014，p40.
25) 松岡千代：ヘルスケア領域における専門職間連携；ソーシャルワークの視点からの理論的整理．社

会福祉学 40：17-37，2000.
26）前掲 24），p14.
27）菊池和則：多職種チームの 3 つのモデル；チーム研究のための基本的概念整理．社会福祉学 39：273-290，1999.
28）Bowen WT, Marler DC et al.：The psychiatric team；Myth and mystique. American J of Psychiatry 122：687-690, 1965.
29）Roberts JP：Destructive process in a therapeutic community. International J of Therapeutic Communities 1：159-170, 1980.
30）前掲 24），p32.
31）Purtilo RB：Ethical issues in teamwork；The context of rehabilitation. Archives of Physical Medicine and Rehabilitation 69：318-322, 1988.
32）Leathard A：Going Inter-Professional；Working together for health and welfare. Routledge, 1994.
33）Drucker PF（上田惇生・訳）：マネジメント；基本と原則．ダイヤモンド社，2001.
34）大嶋伸雄（編）：患者力を引き出す作業療法；認知行動療法の応用による身体領域作業療法．三輪書店，2013.
35）大嶋伸雄：PT・OT・ST のための認知行動療法ガイドブック；リハビリテーションの効果を高める．中央法規出版，2015.
36）Meads G, Ashcroft J（髙橋榮明・監修，大嶋伸雄・監訳）：The Case for Interprofessional Collaboration．戦略的大学連携 21 出版，2011.
37）Leathard A：Interprofessional Collaboration；From policy to practice in health and social care. Brunner-Routledge, 2003.

第3章
多職種連携に必要なコミュニケーション能力

本章のポイント
- 日本人のコミュニケーションにおいては自己抑制が強く働き、自分の主張を抑える傾向にある。
- 集団主義の日本人は「和」を重視し、議論を避ける傾向が強いが、こうした同質性は多様性が求められるチームにとって不利に働く。
- 他の専門性と連携できる能力とは、自分に気づく力、つまり自分を外在化して客観的に見ることができるメタ認知能力と一般性を併せて、チーム全体を俯瞰できる能力、そしてその中で自分自身の専門性を位置づけられるような力を意味する。
- リフレクションとは、メタ認知能力を育むための手段である。

第3章 多職種連携に必要なコミュニケーション能力

1 日本人とコミュニケーション

1 日本人の自己主張・自己抑制

　一般に、コミュニケーションの基本とはいうまでもなく、言語による（他の手段もある）表出能力と対話する相手からの発言に興味を示して聞きとる傾聴力、さらにそれらを理解して思考し、熟考した自分の考えや意見を相手に表出する、という意思表示の交互的な連続性にあります。その際、一方的に自己主張ばかりしていては、相手と議論する余地はなくなってしまいますし、その反対でもまともなコミュニケーションは成立しません。

　図3-1は、日本人が考案した日本人のコミュニケーション・スタイルにおける「自己主張」「自己抑制」の関連図式です[1]。単純な一本線の両端に、それぞれ「自己主張」と「自己抑制」が描かれています。日本人の場合では、やはり自己主張ばかりする人は自己本位である、とか、対立するイメージで捉えられてしまいます。逆に物静かで、相手の話をよく聞いてくれる方は謙虚で良い人、というイメージ

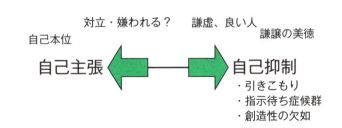

図3-1　コミュニケーションにおける日本人の自己主張—自己抑制シェーマ[1]

が付いてきます。しかし、自己主張できるのに抑制している人は良いのですが、全く自己主張できずに聞いてばかりでは評価が下がってしまいます。とくに抑制ばかりしている人は、引きこもりがちの人だったり、指示がないと動かない、創造力が働かないなど、負の要因も増えてきます。

2 英国人の自己主張・自己抑制

　一方で、図3-2は英国人の考えた「自己主張」と「自己抑制」の相関図です。日本的な一本線ではなく、長針が振り子のように上下へ動くL字型のシェーマです。英米でも、やはり自己主張ばかり繰り返していたりする学生は将来、他者と協調した仕事ができない、連携するためにはそうした態度を修正すべきだろう、といった評価があるようです。またそれとは逆に、ただ一方的に人の発言を聞いてばかりいて、自分の主体的な意見を持たない学生も将来、多職種連携や仕事上において、医療事故まで起こす可能性があると指摘されるようです。IPC（IPW）の基本中の基本となるこうしたコミュニケーションでは、そうした「話す」「聞く」姿勢におけるバランス力が大変重要となります[1]。

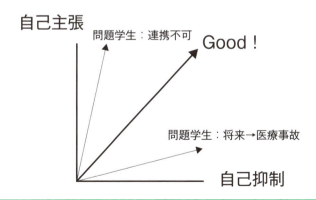

図3-2　英国と日本のコミュニケーションにおける自己主張と自己抑制の関連[1]

相手の意見や表現を聞くべき時は聞き、自分の意見を言うべき時にはきちんと言う、この会話の絶妙なテンポやコントラストと発展的で柔軟な思考が本来あるべきコミュニケーション能力を育むための重要な要素になります。

（大嶋伸雄）

第3章 多職種連携に必要なコミュニケーション能力

2 日本人の社会行動的特性

1 日本と欧米の行動様式の違い

　一般に農耕民族であった日本人は「集団主義」であるといわれています。一方で、狩猟民族を祖先に持つ欧米人は「個人主義」が多いということです。さて、この民族性の違いとは一体どういうことでしょうか。多職種連携を行うためには、チームの活動においてどういった違いが生じるのでしょうか。

　まず、集団主義では運命共同体というべき、自分が所属するグループへの帰属意識が重要になります。ごくありふれた日本人の生活を垣間見ると、一人の人間が家族という集団、会社員として会社組織という集団、趣味や同好会のサークルという集団など、同時にいくつかの集団に所属している意識を持ったうえで生活を営んでいます[2]。つまり、日本の社会全体でこうしたグループを何重にも網の目のように関係性を持ちながら全体で秩序を維持しています。一方、欧米で多いのは、家族という土台を持ちながら、基本は個人であるという考え方です。「自分は自分、他人は他人」つまり、会社の一社員という立場は日本人と同じでも、自分の人生の中で、会社という存在は生活をするための一つの手段でしかありません。帰属意識を育む場所というよりも、自分という独立した個人の能力を活かせる環境なのかどうなのかがとても重要になります（図3-3）[1,2]。

> **▶▶▶▶ 学習のポイント ◀◀◀◀**
>
> **日本人の特性**
>
> 基本的に、自分のために生きる欧米人、集団に気を使って生きる日本人、という価値観の違いが存在する。これは専門職だけに限らず、対象者にも共通する。対象者がなかなか自分の行動や生活を変えたがらない場合、家族や周囲の環境を変えると成功する時がある。こうした国民性と態度の傾向を知っておくことはチーム・アプローチの基本となる。

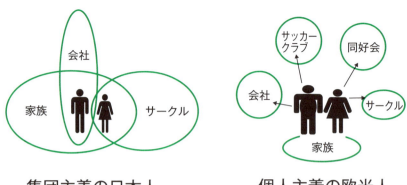

図3-3　社会生活における日本人と欧米人の行動様式[2]

2　欧米のチームと日本のチーム

　図3-4は、「各国別日常生活上の態度における傾向の差」の調査研究です。まず、「従順」な性向を持つ国民は（旧）西ドイツ、スイスなどですが、日本は平均値近辺です。次に、「個人主義的傾向」が強いのは、英国、オーストリアなどです。日本は、やはり個人主義的傾向とはやや異なる数値を示しています。そして、「非同調的傾向」ですが、日本は集団主義のわりには、予想外に非同調的傾向が強いことがわかりました[1]。さて、これら3つを全部合わせると日本人とは一体、どんなイメージになるのでしょうか？

　あるチーム・リーダーがいて、リーダーが勝手に方針を決めてしまった状態を想像してください。ここで英国のチームでは、大変な状態になります。メンバーが納得しないうちは、延々とリーダーとメンバー同士による討論が続きます。その結果、納得したメンバーがリーダーへ了解、という意思表示をして、チーム全体が動き始めます。

　一方、日本のチームはどうでしょうか。典型的な例では、まずチーム・リーダーが説明し、メンバーからの質問は出ますが、集団主義の日本人は争い事を好みません。よって、リーダーの案はそのまま議論を経ずに通ってしま

キーワード

【日本人の非同調的傾向】
いわゆる日本人には二面性があるといわれる原因がこの非同調的傾向にある。言い換えると、チームの問題や課題を表面化させず、チームの和を尊重する考え方である。しかし、こうした傾向は問題が表面化しない間は良いが、問題が解決した訳ではなく後まわしにしただけなので、結局後に一気にチームが危機に陥る可能性がある。

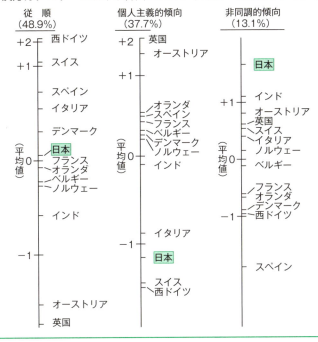

図3-4 各国別日常生活上の態度における傾向の差

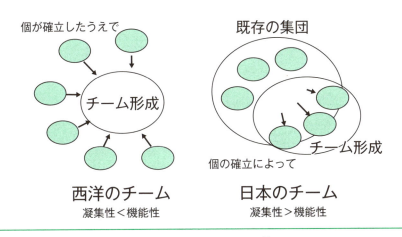

図3-5 チームの文化比較[3]

うことになります。しかし、チーム・メンバーの内心は穏やかではないという、ストレスフルな状態になることが想像されます。

そうした国民性の違いは、一般の多職種連携チームにも影響を及ぼしてきます。図3-5[3]は、西洋のチームと、日本のチームとの特性を比較しています。個人個人の専門職が

2 日本人の社会行動的特性 ● 137

独立したうえで、別々の母集団からメンバーが選択されてチームを組むのが西洋のチームです。凝集性よりも、機能性を重視します。それに反して、日本のチームの場合、まず、凝集性が重要です。チーム全体の機能よりも和を尊びます。そもそも、そのチーム・メンバー自体が、同じような既存の集団・組織から選抜されている場合が多いので、機能性よりも仲違いしないための凝集性が重視されてしまいます。その結果、西洋のチームと比べてストレスが内在しやすい環境になってしまいます。

（大嶋伸雄）

第3章 多職種連携に必要なコミュニケーション能力

3 気づく力と学際性

1 "気づき"を得るために俯瞰する

　専門職としての自分を一番よく理解しているのは、他ならぬチームで一緒に働く他の専門職であったりします。また、自分の専門性について悩んだ時、一番良き話し相手になってくれるのは、他の専門の友人だったりする場合が多いのではないでしょうか。つまり、物事を十分に把握し、理解できるのは、自分自身の視点ではなく「外部からの視点」が有効なのです。こうした自己学習に必要な意識を"気づき（awareness）"といいます[4,5]。気づきは、個人の課題だけではなく、個人が集まった多職種連携チームでも同じことがいえます。

　では、こうした能力をいかにして身につければ良いのでしょうか。1章でも説明しましたが、一般性と専門性の学習において、気づきはこの両者に関係してきます。

　図3-6のチーム全体を俯瞰した視点は、そのままチームがおかれた状態への"気づき"となり、そこから「目標の共有化」と各専門職による介入への道筋が理解できる場合があります。対象者（患者）の課題に対して、自分たちのチームはどういう対応が可能か、何ができて何が困難か、こうした結論はチーム全体を俯瞰せずに得ることは難しいことです。やがて、そこで得られた一般性から話し合い、目標を共有化し、それを達成するために各専門職の専門性から介入が効果的に、かつ協調的に開始されていくはずです[6-9]。

> **学習のポイント**
> **気づく力**
> 自分に気づくことは、チームだけに留まらず、個人個人の周辺で起こる全ての出来事に共通しています。それは、良い状況に改善するため、必須の視点へと繋がるからです。

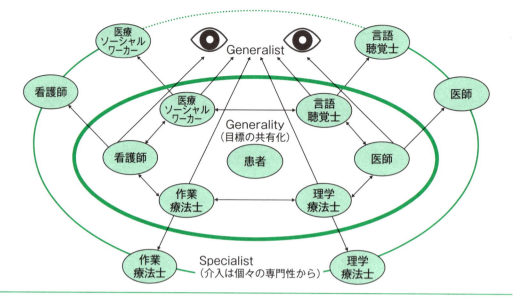

図3-6　チーム全体を俯瞰する視点の効果

キーワード

【客観性・外在化・メタ認知】
自分を客観視すること、自分を外在化すること、メタ認知能力、これらはすべて同じ方向性を向いている。客観性をもたらすとは、自分の主観的な行いを第三者が眺めるように、鏡で自分自身をチェックするかのような状態であり、外在化もほぼ同じ意味である。

 ## 2　客観性・外在化・メタ認知

　基本的に、この3つの用語は同じような意味合いを持っています（図3-7）。自分たちのチームの活動を主観ではなく、"客観的"に捉える能力、つまりさまざまな出来事を内在化するのではなく、"外在化"してみることで物事を正確に捉えることを意味します。そして、メタ認知の能力とは、さまざまな事象を同時に平行して捉え、全体像を明らかにするための分析力と判断力を含みます。こうした能力に支えられた活動への振り返りは、常に前進するための個人とチームの学習基盤となります[4-6,9]。

　専門職であっても、チームであっても、一つの有機的な機能はこうした学習基盤があって初めて機能できます。また、将来に向けて発展する基礎となります。

（大嶋伸雄）

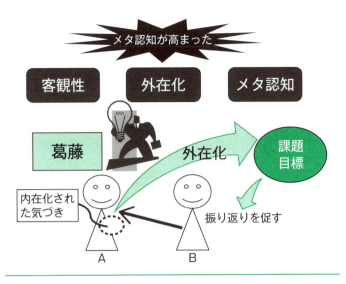

図3-7 客観性・外在化・メタ認知の関係性
A：自分、B：リフレクションによるもう一人の自分

3 リフレクション技術[★14]

★14…【チームの成熟とリフレクション】（⑤p145）参照

　リフレクションは省察と訳されています。保健・医療・福祉の中では看護の領域で最も研究が進んでいます。田村は「リフレクション」とカタカナ表記するのは、内省、省察、熟考、反省（熟考）から得られた感想、意見、考え、というさまざまな意味を一言で意識してほしいからだと述べています[10,11]。それではリフレクションとは一体何でしょうか。また、どのように実践していくのかを以下に説明します。

リフレクションとは何か

　「経験から学ぶ」ということは行動し、その結果から受けたことの因果関係を思考することです。その思考もしくは熟慮がなければ、その経験から学ぶとはいえません。臨床において経験を積む場合などでは、1日の振り返りを行

わない限り「今日は何かを学んだ」という感覚は少なくなります[11]。Dewey[12]は「われわれの活動の結果として起こることへの詳細な関連性が発見されると、物事がうまくいくまで、あれこれやってみる経験の中に暗示されていた思考がはっきりと明示される。その量が増すことから、その比率が全く異なったものとなる。それゆえ、経験の質が変化することになる。この変化は非常に重要であるから、この種の経験を熟慮的（リフレクティブ）経験ということができるだろう」と述べています[12]。

つまり、自ら試行錯誤しながら行動した結果について「なぜこのような結果になったのだろうか」と、自問自答（この過程が思考であり熟慮です）し、その思考の結果としてその関係性を見つけます。この関係性を見つけること（概念的な見方に変化をもたらすといえます）が、いわゆる経験から学ぶことだといえます[11]。

私たちは、結果から何かを考えるだけではなく、実践しながら考えるという経験を継続しています。Schon[13]は、行為の中のリフレクションを「『歩きながら考える』『分別をもち続ける』『為すことによって学ぶ』といった言い回しが示すのは、私たちができること、行為について考えることだけではなく行動の最中に行っていること、それ自体についても考えることである」と述べています[13]。

すなわちリフレクションとは、行動した結果について思考することだけではなく、行為をしながらその状況を思考するということも含まれます。日常の臨床実践においては行為の中でのリフレクションが、今ここでの対応の質を向上させます。また、振り返りを行うことで、その次に訪れる場面での対応の質が向上します。リフレクションは臨床での実践能力を高めるためには欠かせない技術であるといえます。

他の分野におけるリフレクション

リフレクションは、保健・医療・福祉分野以外でも実践されています。

Schonは建築家、精神療法家、デザイン・エンジニア、科学研究、都市計画、マネジメントなど多様な分野においてもリフレクションを説明しています[13]。また、教育学の分野においてもリフレクションが行われています。

教育学では、リアリスティック・アプローチという手法がありますが、これはオランダのKorthagen[14]が開発しました。リアリスティック（realistic）とは、写実的、現実的という意味で、そのままの状況・現実に対するアプローチということです。リアリスティック・アプローチでは理想的な省察のプロセスとして、ALACTモデルを提唱しています（図3-8）[14]。ALACTモデルは、①行為、②行為の振り返り、③本質的な諸相への気づき、④行為の選択肢の拡大、⑤（①）試みの5つの局面のことです。このサイクルを回すことで、省察を行えるとしています[14]。さらにこのアプローチでは、人の行動を無意識的に導く内的な存在としてゲシュタルトという言葉を用いています。ゲシュタルトとは、無意識的に判断する、行動する際の感情

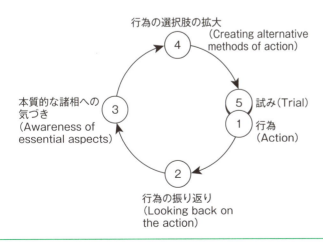

図3-8　省察の理想的なプロセスを説明するALACTモデル[14]

や価値観、ニーズ、ライフヒストリーなどで、一つの分離できない過去の経験の結果と定義されています[14,15]。リアリスティック・アプローチでは、分離できない過去、要は人を集合体として捉えるのでゲシュタルトという言葉を採用していることが推察されます。

人の思考や行動にはその人の癖が現れます。人の判断や行動には、その人の心理的要因が関わります。これを明らかにしていかなければ、自身の判断や行動が改善されませんし、そのために自分自身のメタ認知を深めることが必要になるわけです。

IPC（IPW）における「Reflection in action」と「Reflection on action」

これまでの説明から学んだように、リフレクションとは、自己の経験をきっかけとした重要な課題への探求過程であり、概念の捉え方の変化に行き着く内面的プロセスでもあります。

そこでとても重要となるのが、Reflection in action（活動過程における省察）とReflection on action（回顧的な省察）という二つの技法です（図3-9）[13]。

「Reflection in action」は活動中である現在進行形の中での「振り返り」であり、「Reflection on action」は過去のある一定期間に経験した自己への「振り返り」を意味します。

つまりIPC（IPW）では、「Reflection on action」で他専門職との連携経験を蓄積しながら、「Reflection in action」にその体験を活かすことができます。

他の複数の専門職と一緒に、チームとして一人のケースに関わるうえで重要な視点、および考え方のキーポイントとなる項目は以下の通りです[10,11]。

❶状況の認識
- 対象者の状態、表情、言動

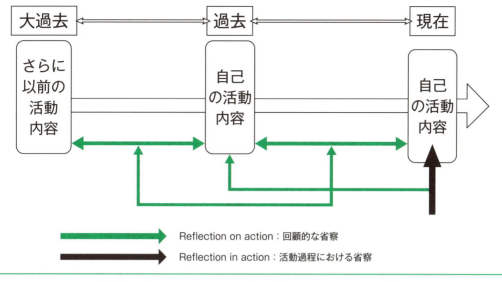

図3-9 「Reflection in action」と「Reflection on action」[13]

- 専門実践の状況、内容
- 自己の感情、考え、行動

❷ 状況への問題意識
- 対象者の状態、言動が理解できない
- 対象者の変化への気づき
- 自己と同僚の価値観の相違

❸ 状況への関心
- 対象者への関心
- 違和感解消への欲求
- 専門職としての責任感を果たしたいという欲求

❹ 対　　話
- 問題状況の原因を探求するための対話
- 問題意識の本質を探求するための対話
- とるべき行動を検討するための対話
- 自己評価の明確化のための対話

❺ 批判的分析
- 類推
- 知識・経験の想起と照合
- 異なる視点から分析
- 選択肢探求

❻問題意識の再構成
- 状況の見方の変化
- 課題の明確化

❼実　　践
- 選択した実践
- マニュアルに基づいた実践
- 明確な意図のない実践

❽専門職の内面的変化
- 知識と経験の統合
- 課題の明確化
- 自己の傾向への気づき

❾実践に対する評価
- 望ましい状況への変化
- 状況の変化に影響を与えた要因
- 対象者の満足

（下岡隆之）

引用文献

1) 磯貝芳郎，福島脩美：自己抑制と自己実現．講談社，1987．
2) 大嶋伸雄：認知作業療法研修；日本人のための作業療法．研修会講演録（日本認知作業療法研究会編），2015．
3) 野中猛：図説ケアチーム．中央法規出版，2007，p38．
4) 大嶋伸雄：チーム医療とチームケア；患者教育を実践する専門職連携協働．CLINICIAN 59：989-994，2012．
5) 大嶋伸雄：PT・OT・STのための認知行動療法ガイドブック；リハビリテーションの効果を高める．中央法規出版，2015．
6) 大嶋伸雄：作業療法士教育におけるインタープロフェッショナル教育の意義と役割．Quality Nursing 10：41-46．2004．
7) Barr H, Freeth D et al.：Effective Interprofessional Education；Argument, Assumption and Evidence. Blackwell Publishers, 2005.
8) Soothill K, MacKay L：Interprofessional Relations in Health Care. Singular Pub Group, 1994.
9) 大嶋伸雄，藤井博之，他：英国における保健医療福祉専門職連携教育（IPE）の発展と現状．リハビリテーション連携科学 8：16-26，2007．
10) 池西悦子，田村由美，他：臨床看護師のリフレクションの要素と構造；センスメイキング理論に基づいた'マイクロモメント・タイムラインインタビュー法'の活用．神戸大学医学部保健学科紀要 23：105-126，2007．
11) 田村由美：リフレクションとは何か？ 看護 61：40-44，2009．
12) Dewey J（松野安男・訳）：民主主義と教育（上）．岩波書店，1975，pp222-241．
13) Schon DA（柳沢昌一，三輪健二・監訳）：省察的実践とは何か；プロフェッショナルの行為と思考．鳳書房，2007，pp21-77．
14) Korthagen F（武田信子・監訳）：教師教育学；理論と実践をつなぐリアリスティック・アプローチ．学文社，2012．
15) ネットワーク編集委員会（編）：教師のリフレクション（省察）入門；先生がステップアップするための教員研修．学事出版，2012．

第4章

チームと連携のための一般知識

本章のポイント
- 子ども虐待の現状、ならびに貧困問題の現状に対する知識を身につけて多職種および多機関連携の意味と意義を考える
- 大災害時の多職種連携、ならびに、英国での先進的地域連携の取り組みを学ぶ

第4章　チームと連携のための一般知識

1 社会組織におけるチームと連携

> **▶▶▶▶ 学習のポイント ◀◀◀◀**
> **IPC（IPW）と社会問題**
> ここからは、医療だけの狭いチーム・アプローチの視点から、より幅の広いIPC（IPW）の視点を得るために、いくつかの社会問題の解決、改善に向けたIPC（IPW）を考えてみよう。子ども虐待、貧困、大規模災害など、どれもIPC（IPW）の視点と方略がなくては解決できない問題ばかりである。

1 子ども虐待問題

子ども虐待の現状

　子どもへの虐待は2015年度の児童相談所における相談対応件数が10万件を超え[1)]、年々増加傾向にあります。この理由として、社会の子ども虐待に対する意識の高まりにより、今まで報告されてこなかった面前DVなどの潜在的なケースが報告されるようになったからともいわれていますが、家族構造の変化や社会の変化など、子どもを取り巻く多くの環境の変化からその実数も増加していると考えられています。

> **▶▶▶▶ 学習のポイント ◀◀◀◀**
> **子ども虐待を防ぐためのIPC（IPW）**
> 子ども虐待を防ぐために、どんな専門職が、どこで誰と連携する必要があるのか？　さまざまな状況を分析しながら考えてみよう。

子ども虐待とは

　子ども虐待とはどのような行為を指すものなのでしょうか？　「児童虐待の防止等に関する法律第二条」には「『児童虐待』とは、保護者（親権を行う者、未成年後見人その他の者で、児童を現に監護するものをいう。以下同じ。）がその監護する児童（十八歳に満たない者をいう。以下同じ。）について行う次に掲げる行為をいう」とあり、それは表4-1に挙げられているような行為として明確に定義されています。しかしながら、この定義だけでは「しつけ」と「虐待」

表4-1　子ども虐待の定義

身体的虐待	児童の身体に外傷が生じ、または生じるおそれのある暴行を加えること
性的虐待	児童にわいせつな行為をすることまたは児童をしてわいせつな行為をさせること
ネグレクト	児童の心身の正常な発達を妨げるような著しい減食または長時間の放置、保護者以外の同居人による身体的虐待、性的虐待、心理的虐待と同様の行為の放置その他の保護者としての監護を著しく怠ること
心理的虐待	児童に対する著しい暴言または著しく拒絶的な対応、児童が同居する家庭における配偶者に対する暴力（配偶者（婚姻の届出をしていないが、事実上婚姻関係と同様の事情にある者を含む。）の身体に対する不法な攻撃であって生命または身体に危害を及ぼすもの及びこれに準ずる心身に有害な影響を及ぼす言動をいう。）その他の児童に著しい心理的外傷を与える言動を行うこと

※具体的な例は厚生労働省の作成する児童虐待対応の手引きを参照

の境界など、何が「虐待」であるのかが明確ではありません。

厚生労働省の作成する子ども虐待対応の手引き[2)]では、虐待について「保護者の意図の如何によらず、子どもの立場から、子どもの安全と健全な育成が図られているかどうかに着目し判断」するとしています。つまり、子どもの安心・安全を阻害する行為が子ども虐待です。欧米ではこういった視点から、子ども虐待対応をChild ProtectionやChild Safeguardingといった子どもの安全を守るという言葉で表しています。

たとえ暴力や体罰が「しつけ」だといっても、子どもにとってそれらの行為は「子どもの安全・安心」を阻害する不適切な行為であり、それは「虐待」なのです。子どもを常に主語にして「子どもにとって」を考える、「チャイルドファースト（Child First）」を意識することが大切です。

子ども虐待のスペクトラム

子ども虐待は図4-1に示すようなスペクトラムであり、子どもが死に至り加害者である親が逮捕されるような最重度のものから、育児不安などに対し関連職種が支援的に関わるようなごく軽微なものまで幅広いものがあります。

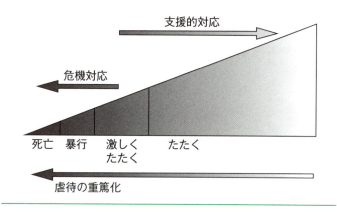

図4-1　子ども虐待のスペクトラム

　また、子ども虐待を時間経過の中で捉えるとその行為は軽微なものから徐々に重度なものに向かってエスカレートしていきます。虐待対応に求められる本来の役割は、この進行をより早期に食い止め、子どもとその家族を守ることにあります。現在の虐待対応は重篤な虐待ケースに対する危機対応的な関わりが中心で、予防的に関わる支援的対応にまで十分手が回っていない現状があります。

子ども虐待への対応におけるチーム

　子ども虐待への対応においては、その性質上医療の枠組みを超えた幅広い機関が関わります。たとえば、警察や検察といった司法機関、小・中・高等学校や幼稚園といった教育機関などです。そのため、関わる専門職種も多岐にわたることとなります。

　これらの機関、専門職種が一つのチームとして機能するための枠組みとして、子ども虐待対応を急性期の調査・捜査、慢性期の継続支援・調整の二つの局面に分けて示します。

　急性期の調査・捜査を行うチームは児童相談所がコーディネートを行い、警察、検察、医療機関を中心として、個別のケースごとに関わる関連機関、専門職種によるチー

表4-2　要保護児童対策地域協議会に参加する機関の例

福祉	市町村の児童福祉・母子保健などの担当課 児童相談所 福祉事務所（家庭児童相談室など） 児童福祉施設（児童養護施設など） 児童家庭支援センター 保育所 民生・児童委員協議会 社会福祉協議会
保健・医療	市町村保健センター 保健所 地区医師会、歯科医師会、看護協会 医療機関
教育	教育委員会 幼稚園 小・中・高等学校 盲・聾学校 特別支援学校
司法	警察 弁護士会 法務局 人権擁護委員会
その他	里親 NPO 民間団体

ムを作り、ケースの発生直後から迅速に動きます。

　一方で慢性期の継続支援・調整を行うチームは、急性期に比べより幅広い機関が参加する要保護児童対策地域協議会（要対協）として児童福祉法で規定され（表4-2）、現在ほぼすべての市町村に設置されています。要対協は市町村がコーディネートし、各参加機関の代表者が参加する代表者会議（年1～2回開催）、実際にケースに関わる各機関の実務者が参加する実務者会議（年数回開催）、個別のケースごとの個別支援会議（適宜開催）の3層構造になっています[3]。

子ども虐待対応における連携

　子ども虐待対応における連携は、個人レベルではなく、

さきほど述べたような枠組みから、多くの場合、さらに上位の機関・組織レベルで語られることが特徴です。これは、より幅広い異なった価値を持つ機関同士が協働するため（たとえば司法機関と医療機関ではその中心となる価値観は大きく異なります）、対応をめぐる価値観の違いによる意見の衝突が起こりやすくなることを意味します。そして、その衝突は子どもの命に直結しています。そのため、欧米の子ども虐待対応の現場では、IPEプログラムが発展してきました。残念ながら、日本にはまだそのような仕組みはなく、これからの課題となっています。

（小橋孝介）

> ▶▶▶▶ 学習のポイント ◀◀◀◀
> **貧困を防ぐためのIPC（IPW）**
> 貧困を防ぐために、どんな専門職が、どこで誰と連携する必要があるのか？ ここでもさまざまな状況を分析しながら考えてみよう。

★15…【社会における葛藤と軋轢】（①p14）参照

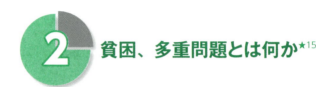

2 貧困、多重問題とは何か ★15

生活の営みと貧困

「貧困」の語源的意味は『広辞苑第6版』によると「貧しくて生活が苦しいこと」とされています。ここでの生活とは日々の暮らしを指しています。人々は世帯を単位に、世帯員と共に暮らしています。一人暮らしの場合は「単身世帯」といいます。暮らしの成り立ちからみると、「貧困」は、人々が現に持っている家屋や生活用品などの物資や金銭などが足りないので暮らしていくのに困窮している状態であり、一般的には収入（所得）の不足という経済的要因によって発生しています。世帯の収入は世帯員それぞれの収入の合計をいいます。

人々の生活の営み、生活上のリスクおよび生活を守る社会保障の諸施策を図4-2で示しています。

図4-2でみるように、人々はさまざまな方法で収入を得て、暮らしています。中でも労働による収入、つまり給与所得が一般的です。しかし、何らかの生活上の事由により

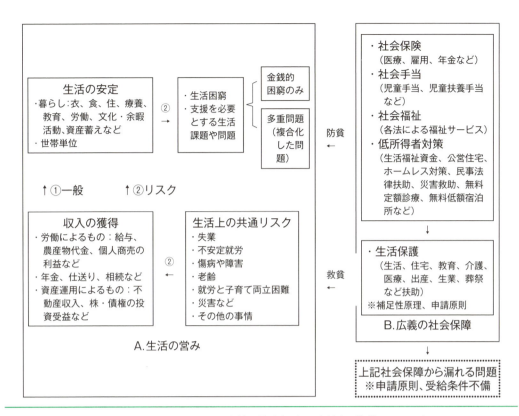

図4-2　生活の営みおよび広義の社会保障の諸制度・施策のイメージ

収入を得ることが妨げられたり出費が増えたりすると、暮らしに影響を与えます。その場合蓄えていた資産などがなければ暮らしの維持は困難になり、さまざまな側面で生活問題（困りごと）として現れるようになります。

 多重問題

生活に困ることは、単にお金がないことによる生活物資の不足だけでなく、それを克服していく中で世帯員それぞれの生活に影響を与え、世帯員間の関係性や労働、健康、住宅、教育、介護など多岐にわたり複雑な絡み合いが起きやすいといわれています。つまり、複数の問題を抱え込む生活困窮として現れる場合が多いです。たとえば、借金返済のためにさらに借金を繰り返す多重債務を抱える世帯、

傷病の慢性化、傷病・障害の重複、重度化などによる生活問題を抱える世帯などがあります。また、アルコール依存によって飲酒者本人の健康を害するだけでなく家族関係の歪みを生じさせ、深刻な場合は家庭内暴力や離婚など、家庭崩壊にいたる世帯もいます。

社会保障や社会福祉に守られる生活

　社会保険を中心として、社会福祉を補完する社会保障体制により生活は守られています。社会保険や社会手当には所定の条件が求められています。各分野の社会福祉や低所得者対策では生活上のリスクを多方面に捉えたさまざまな施策が講じられていますが、法や制度の縦割りにより利用しづらい面を抱えています。生活保護は最低限度の生活を守ることです。ただし、申請に対して補足性の原理により「資産、稼働能力、他法他施策の活用」を要件としています。また、どの社会保障からも漏れている問題も依然として残っています。

貧困、多重問題にみられる特徴

❶個別性を持つこと
　個々の世帯のこれまでの生活状況、生活問題を発生させた事由の違いにより、社会保障諸施策で守られる生活の安定にも差が生じます。全く同じ問題を抱える世帯はありません。生活に困る背景を幅広く考慮し、個々の世帯の全員の生活の立て直しを意識した総合的視点による支援が求められています。

❷社会福祉関係の諸施策の対象となり得る生活問題が多く、また長期にわたる支援が必要であること
　利用できる諸サービスの提供だけでなく、世帯員それぞれの意思や望みなどを尊重し、各自の主体性を活か

せるエンパワーメントの支援が求められます。この過程は生活困窮の現状に世帯全体で向き合い、その内の葛藤を見つめ直し、自己肯定感の回復や家族関係の修復へ導く過程でもあります。

❸ 諸施策に対する正しい情報を得て、適切な手続きを行うこと

福祉的支援はそれぞれ属す法的根拠（医師法、社会福祉法など）を元に行われるため、利用に際して法の制約を受けています。たとえば、医療との関わりでみると、障害者手帳の交付を受けることが必要条件である場合、国民健康保険料滞納世帯については受診が制限される場合や無料低額診療や医療扶助のように医療機関を指定される場合もあります。

貧困、多重問題を緩和・解決するための関連機関・専門職の連携・協働の必然性

上述したように、貧困、多重問題は特定の機関、専門職だけで解決、緩和できない問題が多く、多面的、個別的、総合的な支援を求めています。そのため制度の縦割りで個々に関わるのではなく、相互に連携・協働を図りながら、チームとして支援をしていくことが不可欠になります。どのような連携、協働を進めていけば良いのかを下記の事例で考えます。

事例：多重問題を抱えるA世帯の支援（図4-3）

A世帯は3人家族で、東京都23区内の賃貸アパート住まいです。

夫は34歳の元大型トラック運転手。糖尿病で、8年前に初回往診。2年前に交通事故で左足が不自由となり、運転手の職を失いました。左足の治療と糖尿病の治療のために入退院を繰り返しています。生活費、医療費のため多額の借金を抱え、現在多重債務者となっています。

妻は29歳の元事務職員、出産のために退社。長男出産後にうつ病の症状が現れ、3

年前にうつ病と診断、現在通院しています。長男の育児や家事などができない時が多いです。

長男は4歳で、保育所に通っています。アトピー性皮膚炎で、言葉がまだ多く話せません。

共通目標 A世帯の生活の安定、 個々人の課題の解決や緩和	チーム・ワーク ←	支援を要する生活問題 医療、保健、保育、療育、 就労、住宅、債務処理など

↓

関連機関　など	専門職　など	主な内容
福祉事務所 　生活保護担当部署 　家庭児童相談室	相談員、家庭児童福祉主事、家庭相談員、就労支援相談員など	生活保護の相談、申請 子育て相談
医療機関 （無料・低額診療の場合 指定医療機関へ変更）	医師、看護師、理学療法士、作業療法士、診療放射線技師、薬剤師など	世帯員それぞれの病気の治療
消費生活センター、弁護士会、司法書士会、裁判所	消費生活相談員、弁護士、認定司法書士など	多重債務処理
公営住宅管理部署	職員	公営住宅の申請
公共職業安定所	厚生労働事務官、就職促進指導官、職業指導官など	雇用・再就職
社会福祉協議会	福祉活動専門員、保健師	生活貸付資金、社会活動の参加
保健センター	医師、保健師、看護師、栄養士など	療養における健康の維持、回復などの相談、発達状態の把握、保健指導
保育所	医師、保育士、栄養士など	養育、発達状態の把握、健康管理、栄養管理
児童家庭支援センター	相談・支援担当員、心理療法担当員	子育て相談や支援、社会活動の参加
民生委員・児童委員	民生委員・児童委員、主任児童委員	福祉事務所と連携、生活状態の把握、報告・連絡など
児童館	児童厚生員	子育て支援、社会活動の参加

※利用可能な法制度が変わる場合は関連機関・部署・専門職が変わる場合があります。

図4-3　「多重問題を抱えるA世帯の支援」に関わる機関・専門職などの例

関連機関の連携・協働における留意点

❶各関係機関の専門性の役割、限界を理解すること

　異なる機関の仕組み、基本方針などを知ろうとすることは連携の始まりです。どの問題について、いつ、どんな方法で、どの程度まで支援できるか、それは次のどの問題解決に結びつくのか、どの問題は支援できないのかを話し合い、理解を求めることは、連携の体制作りにとても重要です。また、チームとして取り組むことを対象者に説明し、同意を得ることは対象者に安心感を与えることに繋がります。

❷支援対象の個別性を尊重し、共通理解ができるようアセスメントを継続的に行うこと

　多様な機関が意図的にチームとして関わり、また関わりの程度や頻度も異なるため、支援の全体を把握できるコーディネートの役割を果たす機関か専門職を充てることが望ましいです。終始一貫して共通目標の達成を目指すためには、支援過程で対象者に現れた変化を的確に評価し、解決課題を対象者と共に整理して支援過程に反映していくことが主体的取組を促します。

❸情報共有においては、できるだけ詳しい内容を共有すること

　あらかじめ支援対象に情報共有について周知し、理解を得ることにしましょう。記録は支援過程の変化をきちんと把握するためであり、できるだけ同じ項目の記録観察ができるようにします。詳細な記録は支援内容の変更や支援方法の修正の根拠となり、個別的、総合的に取り組むことに繋がります。

❹支援問題や課題の再発生のリスクを軽減する工夫をしましょう。

　福祉的支援を必要とする世帯には、元々の生活基盤が弱い世帯が多くあります。支援過程において改善の様子が見られても、環境によっては再発する可能性が潜

1　社会組織におけるチームと連携　159

んでいます。再発を防止するために、支援過程において留意する必要があります。その一つの方法が、詳細な支援記録による状況の把握による予測です。また、支援対象から終了された場合にも念のため予測を記録しておきましょう。

情報を共有することは、支援対象を個別的、総合的に把握することに繋がり、課題の共有、総合的、効率的支援にも繋がります。

（金　寿蓮）

組織間連携について（図4-4）

脳卒中患者に対する地域連携パスの存在がありますが、英国の施設連携では、「施設」対「施設」という概念より、施設で勤務する専門職の業務を結ぶことを優先します[4]。つまり「施設の専門性」対「施設の専門性」という概念で

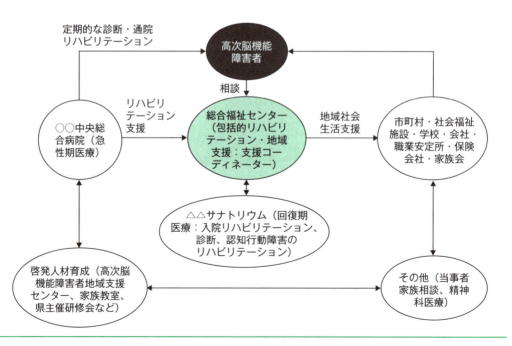

図4-4　高次脳機能障害者包括的ネットワーク（組織間連携のマッピング）の例

す。個人を機能の単位と見なすか、施設を丸ごと機能として見なすかの差異がここにはあります。

　この場合、患者一人ひとりに異なった施設を紹介したりします。対象となる患者の個別のニーズに合わせるには個々の施設の特徴や役割に合わせて組織の専門性を組み合わせ、パターン化した連携パスを変化させるべきです[5]。

　例として英国では、小児の虐待問題を扱う専門職（経験豊富な看護師、ソーシャルワーカー、臨床心理士などが多い）をIPC（IPW）の単位として組織内に設置したり、各病院地域を見回る「児童虐待発見チーム」という機能を付与した特別査察チームを編成する場合もあります[6]。いずれにしても、すべて合理的な組織内でのIPC（IPW）であり、特別な組織間連携で有効活用できる可能性があります。

（大嶋伸雄）

第4章 チームと連携のための一般知識

2 チームと連携の意味・必要性を知る

★16…【被災地医療支援や国際保健活動における連携教育・学習】（④p93）参照

1 東日本大震災から学ぶ連携の教訓 ★16

大震災後のアンケート結果より

　平常時には通常の体制で賄える病院施設の医療体制も、災害時には多くの問題や課題が一気に噴出してきます。保健・医療・福祉の各専門職はこうした緊急時にどう対応すれば良いのでしょうか。英国の看護教育などでは、こうした緊急時のIPC（IPW）について学習する機会が多く存在しますが[6]、日本の専門職養成課程において、そうした教育内容を組んでいる養成校は少ないのが現状です。

　以下は、2011年の東日本大震災後に、被災地周辺の病院職員を対象に行われたアンケート調査の抜粋です[7]。

- 精神科勤務。震災後は心のケアが必要な患者が多く、ずっとその影響を受けている。今回の震災ではスタッフ間の連携の重要性を認識した。
- 沿岸部ではないため建物の損壊は軽微。しかし、ライフラインや食料の確保に難渋した。寒い季節の長期停電、節電、さらに食料、薬品の欠乏が相次いだ。ガソリン不足で職員の出勤にも深刻な影響が出た。
- 被災地へ応援に行きたくても自分の勤務する病院の機能を維持し、目の前の患者ケアをすることで精一杯。医療者として、とても後ろめたく、とても悲しい状況。
- 患者が帰る家（家族）が消失。平均在院日数が増加。

キーワード

【東日本大震災】
2011年3月11日14時46分18.1秒に発生した東北地方太平洋沖地震とそれに伴って発生した津波、およびその後の余震により引き起こされた大規模地震災害。この震災によって福島第一原子力発電所事故が起こった。

職員にも、不明親族がおり動揺している者が多い。
- 広域的な連携システムは絶対必要、早く作るべき。
- 多方面から支援が来たが、一方的な支援なので連携できず、怖くて任せられなかった。
- 当地域では医療関係者、学校、民生委員、消防・警察が実務者レベルで定期的に情報交換していたおかげで、災害時に比較的対応できた。
- 透析患者の搬送が1週間続いた。自衛隊も隣町までしか来ず職員が1日3交代で運転手となる。

こうした記述データや他のアンケート結果を分析して総合的に考察すると、保健・医療・福祉の専門職や学生にとって、本当に考えておかなければならない、重要な事実が多数見受けられます。

表4-3は第1章「ヘルスケア・チームにおけるさまざまな連携」内の「病院・施設における多職種連携」で示された「図1-8　各専門職における連携の**重要度**と問題度」(p31)比較と、東日本大災害の年に災害地域周辺で調査された、同じアンケート内容の結果を比較したものです[7]。

> **学習のポイント**
> **各専門職の重要度**
> この場合の「重要度」とは、各専門職ごとに日常的業務でどの程度、その特定の専門職と一緒に業務を遂行しているか、といった視点からの「連携の重要度」という意味であり、必然的に病院内で少数の専門職種の重要度は低くなる傾向にある。決してそれぞれの専門性や必要性が高いとか、低いとかいう意味ではない。

表4-3　総合病院における連携の重要度調査(非災害時と大災害時の比較)

	一般的（非災害時）	大災害時
重要度：高い	医師：3.982 看護師：3.913 理学療法士：3.266 医療ソーシャルワーカー：3.21 作業療法士：3.18 言語聴覚士：3.113	看護師：3.89 医師：3.88 栄養士：3.41 医療ソーシャルワーカー：3.35 薬剤師：3.33 臨床心理士：3.27 救急救命士：3.24 介護福祉士：3.24
重要度：高くない	栄養士：2.85 薬剤師：2.78 臨床検査技師：2.63 臨床心理士：2.62 診療放射線技師：2.61 介護福祉士：2.61	作業療法士：3.07 理学療法士：3.05 言語聴覚士：2.9 診療放射線技師：2.79
	(N＝1,254)	(N＝96)

単位は5段階評価（重要度低い：1～重要度高い：5）のカード式尺度による

その結果から、大災害時の事態に際してリハビリテーション関連職種があまり活躍していなかった現状が見えてきます。

通常であれば、病棟に入院中の患者のベッドサイド訓練や廃用症候群の予防、患者の移送などで貢献できるはずでしたが、その当時、施設全体の暖房が切れてしまい、結局そういった業務自体がしばらくはできなくなっていました。さらに、その他の業務を代行するような災害時のIPC（IPW）訓練も受けていませんでした。後で振り返れば救急や看護補助業務、その他の代理業務にあたれるはずでしたが、残念ながら震災当時はそういった機能を果たせなかったようです。一方、普段はやや控えめですが、災害時には薬剤師や栄養士が「最も重要な専門職」となりました。その理由は、薬品や食料の供給が途絶えてしまい、薬剤師が主導して通常の投薬とは異なる代替薬品、ジェネリック薬品などで当座をしのいでいたようです。栄養士も同じ理由で、食料品確保のためにあの手この手の食料確保作戦を栄養士主導による多職種連携で行っていたようです[7]。

> ▶▶▶▶ 学習のポイント ◀◀◀◀
> **災害時の多職種連携**
> 大規模災害時には、保健・医療・福祉の専門領域にかかわらず、多くの専門職連携が必要となる。例えば警察、消防、市町村などの行政であり、そうした機関との組織間連携および多職種連携をスムーズに行うためには、予想される事態を何種類かシミュレーションしておき、常日頃から共同でこうした訓練を行っていく必要性がある。

大災害時に必要なIPC（IPW）

仮に、小規模災害などであれば、病院や施設などの職域ごと、あるいは限定された地域でのIPC（IPW）訓練でも対応可能ですが、東日本大震災などのような大規模災害では、病院の職員自身が被災者であったり、身内に不明者が出ているような状況になってしまいます。そうなればもはや通常の勤務につくことは不適当だと思われます。しかし、アンケート結果によると実際はそうした不安や焦燥感を乗り越えて、勤務する方々が多数存在していました。

こうした事態をIPC（IPW）の観点で考えると、災害時にしばらく勤務した職員は、その後、遠方の医療スタッフと速やかに交代できるシステムが必要であることから、そのための訓練を定期的に実施することが求められてきます

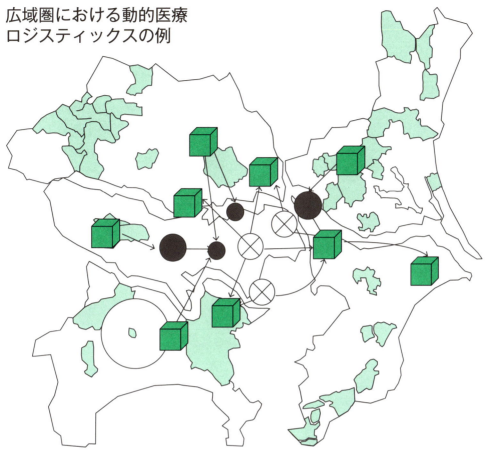

図4-5　災害時の広域IPC（IPW）イメージ図[7]

（図4-5）[7]。その際、すべての専門職は、大災害発生後の24時間あるいは48時間程度、緊急の医療補助業務につかなければならない事態が多数出てくると思われます。

一方、48時間、72時間という緊急医療体制の状態を過ぎてからも、IPC（IPW）は続きます。病院・施設などの医療現場以外でも、保健医療の専門職同士が他の専門職と、あるいは消防・警察、自衛隊、行政などの専門職たちと連

携して、病院施設から避難している入院患者や障害児、地域在住高齢者の廃用症候群の予防、メンタルケア、地域在住の障害者のためのADL支援、福祉機器・自助具への対応など、多くの役割と機能的な活動が求められているからです。地域で暮らす人々と関係する保健（行政）・医療・福祉の専門職は常にこうした事態に備えたIPC（IPW）訓練に参加する必要性があります。

（大嶋伸雄）

2 海外の地域における多職種連携
―英国ロンドン市の事例より―

2011年11月、英国ロンドン市の西方に位置するSt. George's University of LondonのIPE部門に筆者と学部生6名が2週間滞在しました。以下の内容は、その時の取材記録を基に記述されています。

英国ロンドン市ウエスト・クロイドン地区における地域保健システムの取り組み（図4-6）[8]

ウエスト・クロイドン地区はヨーロッパ最大の都市ロンドンの近郊に位置する住宅街です。国際都市ロンドンでありながら古くから住み続けている住民が多く、その地域的な結びつきは強いといわれています[8,9]。訪問取材した先は、地区包括保健センターの診療看護師（NP：Nurse Practitioner）Jさんの日常業務についてでした。担当患者宅への訪問、かかりつけ医の総合診療医（GP：General Practitioner）の診療所（GP office）への報告業務、さらに同じチームに所属する複数の専門職たちとの昼食時間を利用したミニ・カンファレンスの主催などがその日の業務です。

計3件、患者宅への訪問に同行しましたが、すべて簡単なバイタルをとる以外、一切手を出さない会話中心、意見

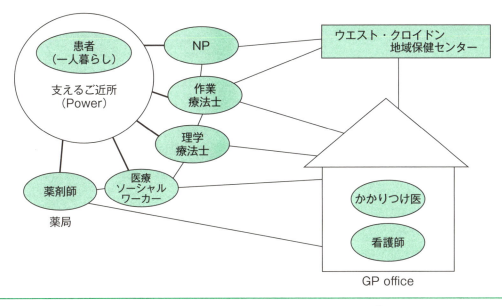

図4-6　ウエスト・クロイドン地区におけるIPC（IPW）[8]

交換、カウンセリング中心の在宅ケアでした。Jさんによるとそのキーワードは"Patient Education"です。単純に訳すと"患者教育"にしかなりませんが、活動の意味から推察すれば「賢い患者になるための自己学習の援助」または「患者の自己決定権を拡充するための指導」といったニュアンスに近いものと考えられます。そして、こういった介入はNPやGPだけではなく、すべての専門職、理学療法士、作業療法士、ソーシャルワーカー、保健師、薬剤師などにおいても基本的に同様です。つまり"患者への健康教育"という高次目標において関係するすべての専門職の意思統一が連携によって図られていることになります。このことが対象者の生活により良い効果を与えるうえで一番重要な介入になるということでした。

その時に訪問した3名の在宅患者はすべて意識レベルも非常に良好で、コミュニケーション能力も高いようです（図4-7）。一概にはいえませんが、同じ程度の障害レベルで比較すると、日本の在宅高齢者の場合、おそらく英国よりも1～2ランク見劣りすることだけは間違いありません。つまり、英国における"賢い自助患者"にするための

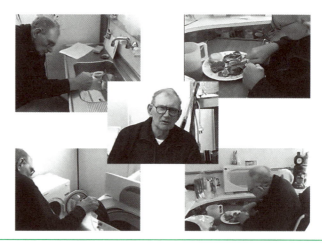

図4-7　英国ロンドン市ウエスト・クロイドン地区に暮らすAさん（68歳）独居[8]

努力が"意欲と緊張感のある意識レベルを維持する"という別の結果をもたらしているのかもしれません。

> ▶▶▶▶学習のポイント◀◀◀◀
> **自助患者とリハビリテーション**
> リハビリテーションの目的の一つはこうして自分自身の身の回りのことは自分で行える患者（クライエント）になってもらうことである。そのためには機能訓練とは異なる患者教育（Patient Education）が必要となってくる。地域における患者教育では、とくに多職種で行うことに意義がある。通常、一つの専門職が行う患者教育だけでは成果が出ない事例でも、多職種チームで行う患者教育により、その成功への確率は数倍に跳ね上がる。

 ## 在宅患者を支える"Patient Education"と多職種連携チーム

"Self Help Patient（自助患者）"を作るための多職種連携チーム、この概念は現在の日本では、まだまだ受け入れられないシステムかもしれません。なぜなら、英国では自分の事業者を選ぶことはなかなか難しいのですが、日本では、利用者が簡単に事業者を選べるからです。つまり、クライエントに教育を強いるようなチームでは、クライエント側から敬遠されてしまう場合が多いと思われます。そこはまだ国民的コンセンサスが得られていません。

NPのJさんによれば「専門職が手を出しすぎると、患者の依頼心が増長し、自分でできることさえしなくなる」そうです[8]。それは「本人にとって大きなマイナスだ」といいます。すでに周知の通り、英国では国民保健サービス（NHS：National Health Service）の医療保険制度による医療の無料化と、同時にGPの許可なしには大病院での診察や検査を受けることもできない厳格な医療管理システム

になっています。つまりNHSを頂点とした組織では、強烈なコスト管理意識がすべての専門職教育にも刷り込まれており、その結果、クライアント自身にも"自身の健康は自分で守るべき"といった概念が徹底するよう随所で組織化され、その基盤のうえで地域医療が成立しているのです。

そこだけ焦点化して比較してしまえば、日本の地域医療システムの素晴らしさが際立って良く思えますが、ここでの注目ポイントは"在宅患者の意識レベル"です。専門職が"Patient Education"を推進する意義は単にコスト軽減だけではなく、"Self Help Patient"を作るための手段でもあります。この点については、我が国の地域医療の現場でも見習うべき点が多いのではないでしょうか。サービスの担い手である専門職と受け手でしかない在宅患者、こういった古い構図は時代の進展とともに我が国でも変化しつつあります。広い意味において、専門職同士の連携協働が患者自身を巻き込んでより良い方向に展開していくようにするためには、賢い患者を育成して、多専門職種の連携チームのサポートを受けやすくするために取り込んでいく必要があると思われます。

> ▶▶▶▶ 学習のポイント ◀◀◀◀
> **医療のコストとIPC（IPW）**
> 患者教育によるコストとは、患者（クライエント）の自立により、地域の専門職が行う治療ベースでの仕事が減少する（経費の削減）という成果だけではない。重度な患者（クライエント）の減少は、そのまま専門職の配置数の減少にも繋がり、実際の医療費全体のコストダウンにも関係してくる。そのうえで、患者（クライエント）の自立、という成果が増えればIPC（IPW）の効果は計り知れない。

多職種の連携協働で地域の仕組みが変わる

ウエスト・クロイドン地区のユニークな特徴は、在宅患者に対する連携による取り組みだけではありません[8]。

2件目に、慢性閉塞性肺疾患（COPD）の男性患者（75歳）宅を訪れた時のことです。NPのJさんがうっかり持参するはずの備品のガーゼを切らしてしまっていましたが、電話1本で隣家の奥さんがすぐに持ってきてくれました。隣家の奥さんと男性COPD患者の会話から、単身生活のCOPD患者のため、常に隣家の奥さんがさまざまなケアを提供してくれていることが理解できました。じつはこの隣近所の相互扶助による関係性が、ウエスト・クロイドン地区では数年前からしっかり組織化されており、その仕掛け

> **キーワード**
> 【COPD】
> 慢性閉塞性肺疾患（COPD：chronic obstructive pulmonary disease）は、以前まで慢性気管支炎や肺気腫と呼ばれてきた病気の総称である。タバコを主要因とする有害物質を長期間吸入することで生じた肺の炎症性疾患である。喫煙習慣を背景に中高年に多く発症する生活習慣病ともいえる。

2 チームと連携の意味・必要性を知る ●169

> **▶▶▶▶ 学習のポイント ◀◀◀◀**
>
> **地域計画や町作りを支援するIPC（IPW）**
>
> 日本では、地方を中心に人口減少が続いている。こうした生活基盤である地域の環境変化に保健・医療・福祉の専門職は何も為す術が無いのであろうか？　こうした問題・課題においてもIPC（IPW）を用いたチームは、重要な役割と機能を発揮できる。

人が地区包括保健センターの複数専門職とGPの診療所なのです。つまり、多職種連携協働チームは地域における患者、障害者のための相互扶助システム作りをも担っていることになります。

NPのJさんによると「専門職である自分たちが先に行動を起こすとコストがかかるため、さまざまな試行錯誤を経て出来上がった仕組みがこれである」とのことでした。つまり、ある在宅患者の状態が悪化したりすると、近隣の住民からNPに連絡がいき、NPの診察後、GPの診療所に患者を移送するか、GPを呼ぶか判断します。それ以外、日常的な訪問ケアなどの場合も同様で、NPの判断によって薬を処方したり（いくつかの専門職も限られた範囲ながら薬の処方権があります）、必要な専門職に相談・援助を求めるなど、さまざまな対処方法を実行します。つまり、地区の広域な範囲を担当するGPへの負担は、NPと他の専門職との連携協働によって最小限に抑えられる仕組みになっているのです。

（大嶋伸雄）

引用文献

1) 厚生労働省：平成27年度児童相談所での児童虐待相談対応件数（速報値）．厚生労働省（Online），〈http://www.mhlw.go.jp/stf/houdou/0000132381.html〉，（accessed，2017-1-22）．
2) 厚生労働省：子ども虐待対応の手引き（平成25年8月改正版）．厚生労働省（Online），〈http://www.mhlw.go.jp/seisakunitsuite/bunya/kodomo/kodomo_kosodate/dv/130823-01.html〉，（accessed，2017-1-22）．
3) 要保護児童対策地域協議会（子どもを守る地域ネットワーク）：児童虐待防止対策・DV防止対策・人身取引対策等．厚生労働省（Online），〈http://www.mhlw.go.jp/stf/seisakunitsuite/bunya/kodomo/kodomo_kosodate/dv-jinshin/index.html#hid0_mid5〉，（accessed，2017-1-22）．
4) Soothill K, MacKay L：Interprofessional Relations in Health Care. Singular Pub Group, 1994.
5) Barrett G, Sellman D et al.：Interprofessional Working in Health and Social Care；Professional Perspectives. Palgrave Macmillan Published, 2005.
6) St.George's University of London / Kingston University：IPE curriculum / syllabus. St.George's University of London / Kingston University，2016.
7) 大嶋伸雄：災害時のための動的医療ロジスティックスによる保健医療福祉連携訓練方法の開発に向けて；東日本大震災後のアンケート調査（首都大学東京傾斜配分研究費報告書）．首都大学東京，2012．
8) 大嶋伸雄：チーム医療とチームケア；患者教育を実践する専門職連携協働．CLINICIAN 59：989-994，2012．
9) Croydon Health Services NHS Trust：ホームページ．Croydon Health Services NHS Trust（Online），〈https://www.croydonhealthservices.nhs.uk/〉，（accessed，2016-07-16）．

第 5 章

グループ・ワーク（実践編）

本章のポイント

- ケース・メソッドとはケース教材を使ったディスカッションで、ディスカッション・リーダーと参加者との協働的行為により学びを深める教育技法である。近年、IPEの演習教材として頻繁に用いられている。
- 専門職学生がIPC（IPW）を実践できるようになるためには、講義や実習先での体験の振り返りやピア評価などによって、自身の客観性、外在化、メタ認知能力に関連した能力を意識的に育む必要がある。

第5章　グループ・ワーク（実践編）

1　ケース・メソッドの基礎

　グループ・ワークの実践に向けて、TBL（Team-Based Learning）など多数の教育手法がありますが、ここではその中の一つであるケース・メソッド教育に注目し、その教育手法を参考に学ぶことを目的とします。

　ケース・メソッド教育は、高木ら[1]によれば「参加者個々人が教育主題の埋め込まれたケース教材を用い、ディスカッションを通して、ディスカッションリーダーが学びのゴールへと誘導し、自分自身と参加者とディスカッションリーダーの協働的行為で到達可能にする授業方法」と定義されています。また、その外見的特徴として①ケース教材を使用している、②ケース教材をもとにディスカッションが行われ、そのプロセスにおける思考が学びとなる、③参加者は協働的な態度を伴いディスカッションに参加する、④ディスカッションリーダーがディスカッションの進行と舵取りを行い、学びのプロセスを主導することが挙げられています[2]。そのため、参加者には「**勇気（発言する勇気、意見の対立を恐れない勇気）**」「**礼節（他者に対する礼儀や敬愛の心）**」「**寛容（異なる立場や意見を受け入れる）**」を重んじて、自発的にディスカッションに参加し、他の参加者やディスカッションリーダーらとの協働が求められます[3]。

　一般的なケース・メソッド教育は、図5-1のように4段階で進められます[4]。まず、個人学習では事前に配布されたケース教材を各自で読み込み、設問に対して自身の考えをまとめます。また、知らない専門用語や保険制度などが登場した際には自身で調べることも含まれるため、ケース教材によっては1〜2時間費やすこともあります。次にグループ討議に臨みます。グループ討議は予備的討論とも呼

>>>> 学習のポイント <<<<

勇気・礼節・寛容

「勇気」ではまず自らの意見（価値）を他者に伝えることを目指し、それが達成できるようになったら、さらに一歩踏み込んで他者とは異なる意見（価値）についても伝えられることを目指す。「礼節」では相手に話して良かったと思わせることが重要で、傾聴などの相談援助技術を駆使することが求められる。「寛容」では自身の度量を大きくすることが求められており、異なる意見（価値）と対面した際に、一度ありのままを受け入れる、決して頭ごなしに否定しないなどの対応が求められる。

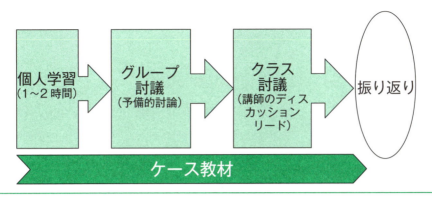

図5-1 ケース・メソッド教育の流れ

ばれ、6〜8人の少人数で行います。グループ討議の後に行われるクラス討議に向けたウォーミングアップも兼ねており、個人学習で自身の考えをまとめることにより得られた問題状況の理解や分析について、他の参加者との意見交換により言語化することを目指します。そして、クラス討議では参加者全員でディスカッションに臨みます。ここでは参加者とディスカッションリーダーの双方が共に、教える責任と力、および学ぶ喜びを共有します。そしてディスカッションを通して、単なる個々人の集まりから、価値と目的を共有する「学びの共同体」に進化することを目指します。最後にディスカッションの振り返りを行い、ディスカッションを通して活性化された実践知（暗黙知）から得られたチームとしての知や新しい価値を参加者全員で共有します。

　では、ケース・メソッド教育の基本的な流れを押さえたところで、ケース・メソッド教育に必要不可欠な**ケース教材**とディスカッションリーダーについて説明します。まずケース教材についてですが、ディスカッションの題材となるように仕立てられたもので、次の5つの条件を満たしています[5]。①事実の記述のみで、分析、考察、結論は書かれていない。②教育主題が埋め込まれている。③意思決定課題が入っている。④読み手が登場人物の立場に立って考えられる。⑤議論を醸し出す内容である。そのため、ケース教材で書かれている事実を参加者が自分なりに分析し

> **キーワード**
>
> 【学びの共同体】
> 竹内（2010）によると、参加者の相互作用により「相互に学び合うための諸条件が設定された自立主体集団」を形成するプロセスを踏まえて、「学びの共同体」となり得るとしている。そのような参加者相互による共同体構築の努力に対し、ディスカッションリーダーは基本構造や約束事を示したり、ルールから逸脱した際に丁寧な警告を行うことで、その進行を妨げず支援するよう働きかける。
> 【文献】
> 竹内伸一：ケースメソッド教授法入門；理論・技法・演習・ココロ．慶應義塾大学出版会，2010．

> **▶▶▶▶学習のポイント◀◀◀◀**
>
> ケース教材
> ケース教材は本番で使用する前に2、3回試運転し「①目的にあった教育主題を持っているか」、「②読み手が分析・考察できる内容であり、意思決定者になりきることができる内容であるか」、「③設問が適切であるかどうか」などについて協議しリライトを繰り返す必要がある。

て、体系化するという知的作業を行うことが求められます[6]。

次にディスカッションリーダーについてですが、単に司会進行役というわけではなく、参加者の主体性を維持、促進しつつ、教育主題に向けてディスカッションの流れを舵取りする役割を担います[7]。ディスカッションリーダーはファシリテーション技術を駆使し、時には参加者の一人として発言することで、参加者同士に力（知識や価値など）の貸し借りを促し、教育主題に向けてチームとしての知を作り上げていくことを支援していきます。ここでは、あくまでも参加者自らの気づきを優先していきます。

最後に、グループ・ワークを実践するうえでとくに参考としてほしいことは、前述した「勇気・礼節・寛容」、ケース・メソッド教育において重要視されている3つの徳です。グループ・ワークの参加者として求められているメンバーシップを実践するために、ぜひこの3つの徳を常に意識して臨みましょう。

（木村圭佑）

> **学習のポイント**
>
> **ディスカッションリーダー**
>
> ケースメソッドは講師と参加者の壁が低い教育方法であり、ディスカッションリーダーには教える内容に関する知識や経験を持ち合わせていることが望ましいが、それよりも重要なのが「討議を通してコラボレーションを起こさせてそこから学ばせるスキル」である。具体的にはコミュニケーションスキル、人間関係の調整能力、インタラクティブスキルなどが含まれる。

第5章　グループ・ワーク（実践編）

2 ショートケース1

「その方法だとお父さんが不安ですよ。もう、私たちでやりますから、看護師さんは手を出さないでください」

病室内で小林次郎の妻、由紀の声が響き渡った。回復期リハビリテーション病棟の看護師の村田沙耶は、その声で身動きがとれなくなってしまった。

「（次郎さんの移乗介助をする際に何か気をつけることが抜けていたのかな…。でも、しっかり担当の理学療法士さんと共有したはずなのに…どうしてだろう）」

家族が次郎さんの移乗介助をするのを見ながら、村田は頭の中で自問自答を繰り返した。

1 小林次郎さんの入院

小林次郎さん（67歳）は、6月17日に右頭頂葉脳梗塞（右内頸動脈閉塞）を発症し、7月21日に市内の急性期病院から、村田が勤務する回復期リハビリテーション病棟へと転院してきた。既往歴は糖尿病（治療歴なし、HbA_{1c} 7.5％）、高血圧で、処方薬はバイアスピリン、クレストール、アムロジピン、オルメテック、アマリール、グラクティブ、セイブルであった。

病前は会社経営（溶接所、資本金500万円、従業員9名）をしており、妻の由紀と同居していた。他の家族構成としては、長女（既婚、片道1時間半の所に別居）、次女（既婚、

> **キーワード**
>
> 【注意障害】
> 注意障害とは、周囲からの刺激に対して、必要なものに意識を向けたり、重要なものに意識を集中させたりすることが上手くできなくなった状態をいう。厳密には「汎性注意（意識レベルに近いもの）」と「方向性注意」がある。注意障害の具体的な症状として、以下のようなものがある。
> ・「気が散りやすい」「長時間一つのことに集中できない」「ぼんやりしていて、ミスを多くしてしまう」「一度に二つ以上のことをしようとすると混乱する」「周囲の状況を判断せずに行動を起こそうとする」「言われていることや、自分の相手などに興味を示さない」

近隣に別居）であり、主に妻と次女が面会に来ることが多かった。

次郎さんは高次脳機能障害（注意障害、記憶障害あり）があるため、日常生活に支障が出ていた。また、偏食が強く、病院食に手を付けない、家族からの差し入れしたものしか食べない日もあり、介助してもらわないと食べないなど、栄養面で不安定な状態であった。

2 妻と次女の過干渉

入院した翌日の昼食時のことである。

妻と次女が食事介助をすべて行ってしまい、次郎さんは自分で食べようとしなかったため、担当看護師の村田からリハビリテーション目的で入院しているので、家族の介助は最小限にしてほしい旨を説明した。すると、妻と次女からは「介助しないと食べないから」「前院では（半側空間無視のため）右側にご飯を置いてって言われたのに、ここではしてくれないから」などと言い、村田からの言葉を聞き入れようとはしなかった。

その後も村田は何とか説得し、なるべく次郎さん自身で食べてもらう努力をしてから、残りを家族の方で介助してもらうことで納得していただいた。

病棟のステーションに戻ると、村田は看護主任が次郎さんの家族について看護師長に話をしているのを耳にした。

看護主任

「昼食前に家族から次郎さんがトイレに行きたがっていると、呼び出しのコールがあったのですが、二人介助対応のためもう一人職員の手が空き次第行う旨を伝えたのですが、うまく伝わらなかったみたいで…。部屋に向かった時には、妻と次女のみでトイレ介助を行っていましたよ」

看護師長

「勝手にやってもらったら困るわね。昨日もリハビリテーション科医師との話し合いの中で、妻から『肩に痛み止めを使ってまでリハビリをするのはどうかと思う』って、訴えがあったみたいなのよ。医師からも拘縮予防のためにも関節を他動的に動かす必要や、立位や歩行時に肩に痛みがあることでリハビリテーションが進みにくいことなどを伝えたけど、結局受け入れてもらえず内服中止にしたのよね。ちょっと、この家族難しいから注意しないとね」

看護主任

「ベッドの移乗介助も私が担当した時は良かったようですが、他の看護師が対応した時は『その方法だとお父さんが不安でしょ』って、口を出してくるみたいですよ。たぶん、勝手に妻と次女で移乗させていると思います」

看護主任は村田がステーションに戻ってきたことに気がつくと、明日実施される初回のリハビリテーションカンファレンスで、家族指導が重要であることをチームで共有してほしいことを伝えた。

キーワード

【記憶障害】

記憶障害とは、事故や病気（主に脳の障害など）で、以前に経験していたことを思い出せなくなったり、新しい経験や情報を覚えられなくなったりする状態をいう。ただし、脳の記憶には短期記憶や長期記憶があり、また、症状の出方や記憶力のレベルは、疾患の種類や患者の年齢などの要因により千差万別である。以下に記憶障害の代表的な症状を記す。
・「今日の日付がわからない。自分のいる場所がわからない」「物の置き場所を忘れたり、新しい出来事が覚えられない」「何度も同じことを繰り返し質問する」「一日の予定を覚えられない」「自分のしたことをすぐに忘れてしまう」「作業中に声をかけられると、何をしていたのかすぐに忘れてしまう」「人の名前や作業の手順が覚えられない」

3 初回のリハビリテーションカンファレンス

入院日から3日後に開催されたリハビリテーションカンファレンスには、リハビリテーション科医師、担当看護師の村田の他に、理学療法士の岡野、作業療法士の青島、そして言語聴覚士と医療ソーシャルワーカーが参加した。

村田が看護主任から言われたことを発言すると、その場にいた全員が大きく頷いた。と同時に、少し面倒くさそうな顔をした。

岡野

「リハビリテーションの方でも、青島が新人の作業療法

士だとわかると、やれ移乗の方法が違うとか、小さい体の担当者で次郎さんを支えられるのかという訴えが妻と次女からありました。週7日のリハビリテーション体制をとっていることもあり、担当者が休みの時に他の職員が担当することになるのですが、その都度家族からは何か言われそうですね。とりあえず私がやっている移乗介助の方法を家族に指導するつもりでいますので、村田さんにもその方法を伝えますから後で時間とってもらっても良いですか」

　カンファレンスでは、現在のADLの状態を以下のように担当者間で共有した。FIM（Functional Independence Measure：機能的自立度評価表）採点基準は、1：全介助、2：重度介助、3：中等度介助、4：軽度介助、5：監視、6：修正自立（手すりや福祉用具を使って自立、時間が多くかかるなど）、7：自立である。

　食事：2、整容：4、清拭：1、更衣上：2、更衣下：1、トイレ動作：1、排尿コントロール：1、排便コントロール：1、車いす移乗：2、トイレ移乗：2、浴槽移乗：1、歩行：1、車いす駆動：1、階段昇降：1、理解：3、表出：3、社会的交流：2、問題解決：1、記憶：2

　また、自宅退院に向けて移乗介助の方法を家族に指導し、最終的に見守り、手すりなどを使って自立することを目標とした。

　カンファレンス後、岡野から村田は次郎さんの移乗介助の方法、注意点を伝えてもらい、お互いの介助方法を統一した。

　しかし、その後に村田が移乗介助を担当した際、妻と次女に「その方法だとお父さんが不安ですよ。もう、私たちでやりますから、看護師さんは手を出さないでください」と言われてしまったのである。

　村田は次郎さんの移乗が終わるのを確認すると妻と次女に一礼して病室を後にした。看護主任に報告しようとしたが、病棟ステーションに向かう足取りはとても重く感じた。

キーワード

【FIM】

FIM（機能的自立度評価表）とは、日常生活動作（ADL）の介助量を評価するための尺度である。内容と評価の段階では、運動項目と認知項目の計18項目を各7段階で評価する。現在、国内の多くの回復期リハビリテーションで使われており、患者（クライエント）における日常生活動作（ADL）評価のスタンダード尺度でもある。

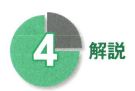 解説

　院内での多職種連携を考えるうえで、専門職と専門職との連携だけでなく、同じ専門職同士の連携は必要不可欠です。このショートケースでは回復期リハビリテーション病棟をはじめとするチームでの協働が求められる場面において、患者の自宅退院という共通の目的に向けた多職種連携を成功させるためのプロセスを学びます。

 設問例

① このような状況になった原因はなんでしょうか。なるべく多角的な視点で考えてください。
② あなたが看護師の村田の立場であれば、この後に次郎さんの自宅退院に向けてどのように行動しますか。

 教育主題の一例

① 院内における多職種連携のあり方について学ぶ
② チームとして患者、家族教育を進める方法について学ぶ

（木村圭佑）

第5章 グループ・ワーク（実践編）

3 ショートケース2

「ケアマネジャーさんはどちらの味方なのですか。私たち家族ですか。それとも事業所の方ですか」

サービス担当者会議が終わった後、利用者である杉山トヨの長女まさ子は、ケアマネジャーの坂下千佳に詰め寄った。

坂下はまさ子の言葉に驚き、「中立の立場です」という言葉が思わず出そうになったのを、直前のところでこらえた。

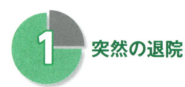

1 突然の退院

杉山トヨ（78歳）は、2月28日に回復期リハビリテーション病棟から自宅へと退院したばかりであった。長女のまさ子（既婚）と同敷地内で同居しており、夫（80歳）は介護老人保健施設に入所中という家族構成である。元々、要介護1でデイサービスを週3回利用しており、食事の準備や家事は長女のまさ子が担当していた。昨年末からトヨの認知症が進んでいるような気がしたため、まさ子は専門医への受診を進めていたが、本人が頑なに拒否する状態が続いていた。

そうこうするうちに、1月10日にトヨが転倒、右大腿骨頸部骨折（翌日に人工骨頭挿入術施行）となり、1月31日に回復期リハビリテーション病棟へ転院となった。

しかし、転院直後から不穏状態が続き、看護師に対し暴

言、暴力があり、リハビリテーションも積極的に行えない状態であった。主治医から依頼を受けた精神科医師より、グラマリール、レンドルミン、セロクエル、リスパダール（頓服）の処方の指示が出た。

処方後、数日は落ち着いていたものの再び不穏状態が強い日がしばらく続き、見かねた主治医から家族に相談した結果、まさ子の自宅へと退院する運びとなった。

坂下の方にも「明日、母が自宅に帰ります」と、まさ子から突然連絡が入った。そのため、介護保険の区分変更申請の結果がまだ届いていなかったり、自宅内の環境が整わなかった。それでも家族の負担が少しでも減るようにと、入院前に利用していたデイサービス事業所、そして坂下が所属する居宅介護支援事業所と同法人の訪問介護事業所の担当責任者に声をかけて、退院の翌日にサービス担当者会議を開催できるように調整した。

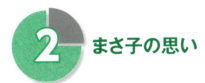

2 まさ子の思い

サービス担当者会議には、杉山トヨ、長女のまさ子、デイサービス事業所の責任者の戸田、訪問介護事業所の責任者の中川が参加した。トヨのかかりつけ医である内科の開業医には、この会議開始前に受診した際に坂下も同席し見解を伺ったが、「トヨさん本人が安心して暮らせるように」と話すだけであった。

サービス担当者会議では、まさ子から家族の意向を話してもらう前に、坂下の方から今回の退院に至った経緯を参加者全員に簡潔に伝えた。すると、戸田から心配の声があがってしまった。

戸田
「まだ、不穏状態が落ち着いていないのですか。他の利用者もいるので、できれば家で少しの間見ていただいて、

落ち着いてからうちのデイサービスを利用していただくのはいかがですか。ほら、看護サマリーの方にも、歩行は不安定なのに勝手に一人で歩きたがるので、見守りが必要とありますし。うちも職員の手が足りていなくて、常時見守りをすることは難しいので…」

戸田が話し終わらないうちに、まさ子がムッとして話し始めた。

まさ子
「病院でも認知症、認知症って。病棟じゃ面倒みきれない、リハビリができないなら退院って散々言われましたよ。ここでもそんなことを言われるのですね。確かにうちの母は認知症だと思いますし、迷惑をかけるような行動をしているかもしれません。でも、認知症の人はこんなものではないのですか。周りがきちんとした対応をすれば、母も落ち着くと思います。皆さんは介護のプロですよね。なぜ、最初からそう決めつけるのですか」

戸田は困った顔をして、坂下に助けを求めてきた。坂下もこの不穏な空気をどうにか改善しようとして、とりあえず話題を変えようと試みた。

坂下
「まさ子さん、ごめんなさい。私が最初に家族の意向をお話ししてもらえば良かったのですが、どうしても急な退院でしたので、その経緯を二人にも理解をして欲しかったので。これからどうやってトヨさんの生活やご家族の負担に対して支援していくかをここで検討していきたいと思います。まさ子さんの希望されていること、一番心配なことなどを伺ってもよろしいですか」

まさ子
「家族としてはすべてが不安です。突然退院となってしまって、家の準備も整っていません。私以外は家族の中で介護に関われる者もいませんし、できれば前みたいにデイ

サービスに通いながら、少しずつ生活を落ち着かせていきたいんです。また、お風呂とかも一人で入れられるか心配なため、訪問介護さんにも手伝ってほしいです」

坂下
「私も突然の退院でびっくりしましたから、家族としてはもっと大変な状況ですよね。入院中の入浴は全介助だったみたいなので、この辺りも中川さんにどれくらいできるのかを評価しながら行ってもらいたいと思います」

そう言って、坂下がトヨの方に目を向けると、椅子から立ち上がって今にも歩き出しそうであった。慌ててまさ子が声をかけると、再び座って目の前の雑誌を読み始めた。

戸田
「やはり、少し落ち着いてからか、もしくは週1回の利用から開始して、段階的に利用回数を増やしていくのはいかがですか。その方がトヨさんのためでもあると思いますよ」

坂下
「そうですか。確かに、また環境が大きく変わるとトヨさんのためにも良くないかもしれませんね。最初は訪問介護を多めに入っていただいて、徐々にデイサービスを増やしていく方がいいかもしれませんね。まさ子さんもそれでよろしいでしょうか」

まさ子
「…はい。…頑張ります」

その後、まさ子からの発言はほとんどなかったが、明日から訪問介護が週5回、そしてデイサービスは来週からまずは週1回利用することが決まり、坂下はサービス担当者会議を終了させた。

そして、終了後にまさ子から「ケアマネジャーさんはどちらの味方なのですか。私たち家族ですか。それとも事業所の方ですか」と言い寄られてしまったのである。

坂下は戸田や中川に助けを求めようと周囲に目を向けたが、二人はトヨが雑誌を読む姿を見ながら何やら話をしており、こちらに気づかないでいた。

　補足資料として、杉山トヨの退院時のADL状況を以下に示す。FIM採点基準は、1：全介助、2：重度介助、3：中等度介助、4：軽度介助、5：監視、6：修正自立（手すりや福祉用具を使って自立、時間が多くかかるなど）、7：自立である。

　食事：6、整容：4、清拭：2、更衣上：5、更衣下：2、トイレ動作：4、排尿コントロール：4、排便コントロール：4、車いす移乗：5、トイレ移乗：5、浴槽移乗：1、歩行：4、車いす駆動：4、階段昇降：1、理解：2、表出：3、社会的交流：2、問題解決：1、記憶：1

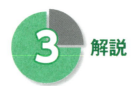
3 解説

　専門職だけの会議運営でも困難な場合が多く、利用者、家族が参加するサービス担当者会議などの場合はさらに難易度が上がります。その中で利用者、家族への配慮はとても大切です。このショートケースではサービス担当者会議などの多機関、多職種の連携、利用者、家族の意向を踏まえた支援の展開を考えるためのプロセスを学びます。

設問例

①このような状況になった原因はなんでしょうか。なるべく多角的な視点で考えてください。
②あなたがケアマネジャーの坂下の立場であれば、今後の杉山トヨさんに対するケアマネジメントをどのように進めていきますか。

教育主題の一例

①多機関、多職種における連携のあり方について学ぶ
②本人・家族が参加するサービス担当者会議などの運営の仕方を学ぶ

(木村圭佑)

第5章 グループ・ワーク（実践編）

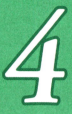

応用編：保健・医療・福祉系学生のIPC（IPW）

保健・医療・福祉系学生が将来実践していかなければいけないIPC（IPW）とは、一体どんなものなのでしょうか。多くの場合、一部の高度急性期医療に代表されるようなある特定の職種を中心としたヒエラルキー構造ではなく、それぞれの関係性はフラットであり、互いの専門性に敬意を払いながら、共通の価値のもとIPC（IPW）が実践できることが求められています。

上記のようなIPC（IPW）を自ら実践するためには、本書の「ケースメソッドの基礎」の項で記した「勇気・礼節・寛容」を意識しながらメンバーシップを発揮することは必要不可欠です。この3つの徳を意識することができたのであれば、次のステップとして実際にIPC（IPW）の場でメンバーシップを発揮できたかどうかを評価してみましょう。学部の講義や臨床実習先でのグループ・ワークやカンファレンスに参加した後に、参加者同士でお互いを評価するピア評価を実施する方法があります。また、篠田らが開発したカンファレンス自己評価（表5-1）[8]を使用し、**自らの言動を振り返る**方法も効果的です。カンファレンス自己評価は、「参加後の満足感」「カンファレンスの準備」「ディスカッションに関するもの（参加者としての気づき、発言の仕方・場作りへの貢献など）」の全12項目で構成されており、各設問に対し5段階評価で回答します。筆者らの調査[9,10]では、「積極的な参加」や「受容的・許容的な雰囲気作りへの貢献」といった「人と繋がる」ことはできたとしても、「参加者の立場から討議の流れをリードする」などといった「人を束ね方向づける」ことの実践は、臨床経験を積み重ねたとしても困難であると感じる場合が多い結

キーワード

【メンバーシップ】
チームの一員の立場から期限内にチームとしての目標を達成できるようリーダーを支え、他のメンバーに対して励ましの言葉や賛辞を加えることなどを行う。カンファレンスの場合、決められた時間内に議論を終えられるよう司会者を支え、他の参加者への声かけなどを行うことが求められる。

▶▶▶▶学習のポイント◀◀◀◀

自らの言動を振り返る
IPC（IPW）を実践するチームの成長のためには、チームを構成する個々のメンバーの成長が必要不可欠である。そのためチーム全体としての振り返りだけでなく、各々が自らの言動を振り返ることにより、IPC（IPW）に向けた知識や技術を磨き、お互いの価値観の習得を目指していく。

表5-1　カンファレンス自己評価[8]

1：積極的に参加できたか
2：事前準備が十分にできたか
3：受容的・許容的な雰囲気作りに貢献できたか
4：自分の考えや意見を他の参加者に伝えられたか
5：討議の中で疑問に思ったことを質問できたか
6：参加者の立場から討議の流れをリードできたか
7：「主張（結論）」＋「理由（根拠）」の「発言のパターン」で発言できたか
8：参加者間で情報交換・共有ができたか
9：他者の発言を引用、改良して発言できたか
10：多様な対応策を提案できたか
11：新たな気づきや見解が得られたか
12：カンファレンスに満足したか

果となりました。

　このことは、保健・医療・福祉の現場に目を向けると、課題の重要性がより認識できます。たとえばカンファレンスの一参加者としてではなく、多職種が参加するカンファレンスの司会者や栄養サポートチームのように横断的なチームのリーダーなど、IPC（IPW）の実践においてリーダーシップを発揮しなければならない役割を担うことは少なくありません。つまり、保健・医療・福祉の現場では、自身と他の専門職とを繋ぐことだけではなく、**他の専門職と他の専門職とを繋ぎ**、チーム全体を方向づける役割を担う必要があります。これこそ、IPC（IPW）の実践において必要なファシリテーションそのものです。

　では、保健・医療・福祉の現場に求められるファシリテーション、そしてリーダーシップについて注目してみましょう。まず、ファシリテーションとは「関係性と問題解決を両立させる」[11]ことです。そしてリーダーシップとは、いわゆるハリウッド映画やアメコミに出てくる主人公のようなヒーロー型のリーダーシップではなく、ファシリテーション型リーダーシップといわれるものです。ファシリテーション型リーダーシップとは「明確な目標と課題を定めて業務にあたり、部下や同僚の話をじっくりと聞き、集団作業への参加を促し、支援を取り付け、共同で業務を

> **学習のポイント**
> **他の専門職と他の専門職を繋ぐ**
> 多職種連携コンピテンシーチーム（2016）が開発した「協働的能力としての多職種連携コンピテンシーモデル」の中でも、複数の職種との関係性の構築・維持・成長を支援・調整できることは重要な能力としている。
> 【文献】
> 多職種連携コンピテンシーチーム：医療保健福祉分野の多職種連携コンピテンシー；Interprofessional Competency in Japan（2016年3月31日第1版）．多職種連携コンピテンシー開発チーム，2016．

遂行し、人々の創造性と相乗効果を活用し、協力し合う人間関係を作りだしていくこと」[12]です。これには精神の頑健さ、具体的には「組織の上下左右に目配り気配りをしつつも、正しいと確信したら粘り強く交渉し、物事を前に進めること」[13]も要求されます。

　こういった技術は元々備わっているというよりは、日々のトレーニングの積み重ねが必要不可欠です。たとえば、学部生同士のグループ・ワークや、学祭の打ち合わせなどで他学部生とのディスカッションを行う際には、ぜひ司会者を務めるように心がけてください。参加者からさまざまな意見が飛び交い、時には対立する意見を取り扱わなければならないでしょう。そのような時こそ、IPC（IPW）の技術を磨く良い機会となります。たとえうまくいかなかったとしても、物事を前に進めるために粘り強く対応していきましょう。その経験は自身がメンバーとしての立場に戻った際に、メンバーシップの重要性を再認識でき、さらにメンバーとして自身や周囲の変化を実感できる、つまりIPC（IPW）の成功体験に繋がります。メンバーシップを鍛錬するためには、リーダーシップを発揮する役割に挑戦することがとても大切です。

（木村圭佑）

引用文献

1) 高木晴夫, 竹内伸一：ケースメソッド教育ハンドブック. 慶応義塾大学ビジネススクール, 2006, p2.
2) 前掲1), pp2-3.
3) 篠田道子：多職種連携を高める；チームマネジメントの知識とスキル. 医学書院, 2011, p47.
4) 前掲1), p1.
5) 篠田道子：チームの連携力を高めるカンファレンスの進め方第2版. 日本看護協会出版会, 2010, p91.
6) 篠田道子：ケース・メソッドによる教育の可能性；医療・福祉分野での発展のために. 看護展望 39：14-19, 2014.
7) 前掲1), p4.
8) 前掲5), p120.
9) 木村圭佑, 篠田道子, 他：ケースメソッド教育を用いた専門職連携教育(IPE)後のカンファレンス自己評価表の分析；経験年数による専門職連携(IPW)に必要な課題の検討. 理学療法学 41：427, 2014.
10) 木村圭佑, 篠田道子, 他：大学院教育におけるケースメソッド教育を用いた専門職連携教育(IPE)後のリハビリ専門職と看護職とのカンファレンス自己評価表の比較. 理学療法学 42：665, 2015.
11) 前掲3), p53.
12) 坂田薫：民医連のチーム医療に関する実証的調査・研究. 民医連医療 496：15-19, 2013.
13) 前掲6), p16.

第6章

世界に広がるIPE学生ネットワーク

本章のポイント

- IPEは教員だけのものではなく、学生と教員が連携してより良い学習方法を探っていく、現在進行形の学習形態である
- CAIPEによる働きかけから始まったIPEの学生組織は、すでに世界各国で多数の学生組織が立ち上がっている

第6章 世界に広がるIPE学生ネットワーク

1 IPEは学生が主体的に学ぶべきもの

1 IPEは誰のもの

学習のポイント

社会人・専門職へのステップ

IPEとは、自らの専門性をうまく使いこなし、社会人としての使命感をもって、他の専門職とどう対応しながら対象者のQOLに貢献できるか、という学習過程の枠組みを意味する。つまり専門職として働く限り、生涯を通じて学習すべきものであり、その姿勢は学生時代から育まれなければならない。よって、IPEとは教わるべきものではなく、自ら学ぶ態度と自主性を身につけるための教育でもある。

一般に、教育とは「教師が学生へ一方的に与えるもの」ではありません。教師とはあくまでも、その分野における先人としての立場から、学生にとっては道標（みちしるべ）であり、学生とは、自ら学ばなければいけないことを自主的に学ぶべき存在なのです。とくに保健・医療・福祉専門職のように公的なサービスで自分たちの専門性を使って貢献しようとする専門学生たちは、教師と連携しながら着実に知識と技術、そしてスキルを生涯にわたり身につけていかなければなりません。

一方で、IPEのような新しいフレームワークの学問はまだ始まったばかりです。つまり、臨床の場においてもそうした教育を受けた臨床家は少なく、これから開拓されなければならない分野です。ですからIPEとは、専門学生が自分自身でより強い信念を持ちながら学ぶ必要性のある学問なのです。

2 世界のIPEと日本のIPE組織

世界各国には、IPEを学術的にサポートしている学会や研究会、研究グループなどが存在しています。それらを束ねている基となる組織は、英国のIPE推進センター

であり、通称 CAIPE（United Kingdom Centre for the Advancement of Inter-professional Educationの略）と呼ばれています[1-3]。CAIPE は英国の保健・医療・福祉および関連する職業のIPEを促進する非営利団体で、1987年に設立されました。CAIPEは独立した慈善事業団体で、当初から英国以外でもIPEの推進、およびIPCの改革やサービス管理の手法を改善するセミナーなどの運営、さらに関連した研究を推進する学術誌「The Journal of Interprofessional Care」の発行に関与したり、常にInterprofessionalの分野における時代の先駆者となり、保健・医療・福祉サービスのIPCの促進、および開発に関する国際的な権威ある情報源として認知されています[4]。

一方、我が国では、以下の二つの組織が日本のIPEおよびIPC（IPW）を牽引し、定期的な学術集会やさまざまな活動を行っています。

①日本保健医療福祉連携教育学会（JAIPE：Japan Association for Interprofessional Education）[5]
　事務局：昭和大学薬学部内（2017年9月現在）

②日本インタープロフェッショナル教育機関ネットワーク（JIPWEN：Japan Interprofessional Working and Education Network）[6]
　事務局：群馬大学医学部内（2017年9月現在）

キーワード

【CAIPE】

CAIPEの目的：CAIPEは、公共サービスに従事する実践者および組織の連携を促進し、IPEの権威ある国際的な拠点になることをめざしている。CAIPEの業務及び体制：CAIPEは、1987年に設立され（2017年に創立30周年を迎えた）、大学や職場において専門職が相互に学び、尊重し、連携への障壁を克服し、行動を起こす方策の開発に重点的に取り組んでいる。CAIPEは、サービス利用者および地域を重要なパートナーとしてとらえ、専門職間の学習を促進している、CAIPEは、登録された非営利団体であり、company limited by guarantee（英国で主として非営利団体によって用いられる法人の種類の一つ）である。CAIPEのサービス提供内容：「実践例を含め、多職種連携の学習および実践に関する研究や信頼できる情報の提供」「情報交換の機会の提供」「多職種連携のテーマに関する大会、研究会、シンポジウムのプログラムの提供」「政府文書への答申」

3 ATBH（All Together Better Health）の学生フォーラム

2011年10月5日～8日の期間、神戸市の神戸学院大学ポートアイランド・キャンパスにてAll Together Better Health Ⅵが開催されました（図6-1～図6-5）[7,8]。世界各国から400名以上の参加者が集まり、特別講演や研究発表、シンポジウムなど多数のイベントが開催されました[7,8]。2年ごとに開催される国際学会ですが、必ず毎回実施されているのが、学生によるIPEシンポジウムです。こ

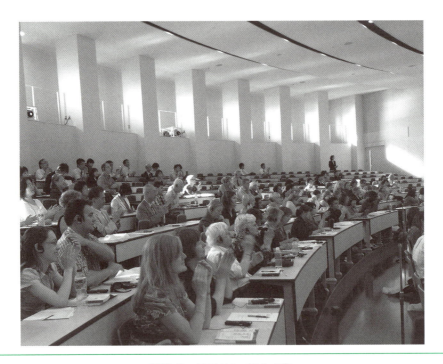

図6-1　ATBH VI　開会式①

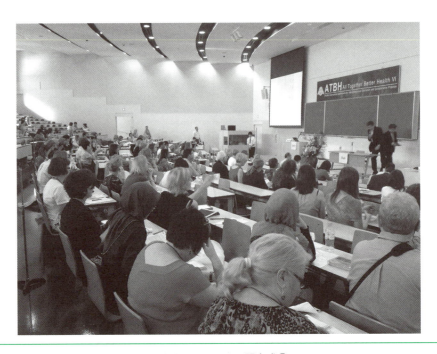

図6-2　ATBH VI　開会式②

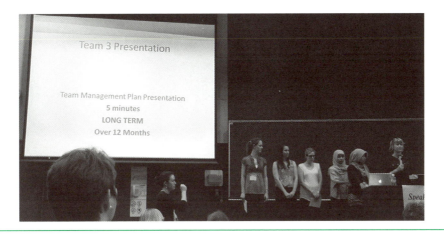

図6-3　ATBH Ⅵ　学生フォーラム①

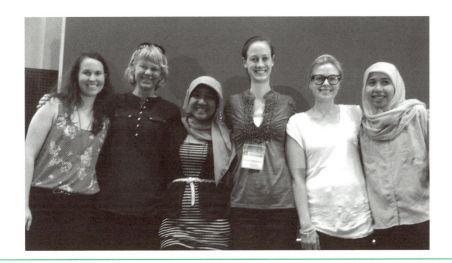

図6-4　ATBH Ⅵ　学生フォーラム②

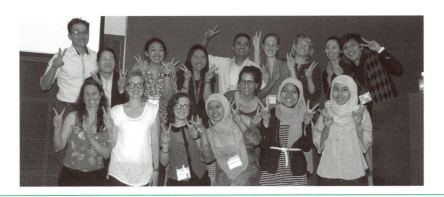

図6-5　ATBH Ⅵ　学生フォーラム③

1　IPEは学生が主体的に学ぶべきもの　●197

> **学習のポイント**
>
> **ATBH VIから始まった アジアのIPE**
>
> ATBH VIはアジアで初めて開催されたIPE・IPC（IPW）の国際学会である。当時、この学会に参加したアジア各国の研究者や教員は、その後自国でもIPEを始めたり、教育研究を推進している。2017年10月にはそうした研究者たちが集まって第1回APIPEC（Asia Pacific Interprofessional Education and Collaboration Conference）2017が、インドネシアにて開催された。

の学会では、約80名の多職種の学生たちが神戸市に集結しましたが、この学会史上、初めてアジアで開催されたこともあり、インドネシア、マレーシア、シンガポール、フィリピンなどからも多くの学生が参加し、熱心な討論が行われました。

（大嶋伸雄）

第6章 世界に広がるIPE学生ネットワーク

2 日本のIPE学生ネットワーク

多職種連携サークルiPLUSの活動報告[★17]

★17…【私のIPE体験】（② p102）参照

多職種連携サークルiPLUS（interprofessional learning union by students）は首都大学東京を中心として、学生主体の多職種連携学習を行っている学生サークルです。近年、IPEが多くの大学で盛んに行われていますが、このような学生を主体とした取り組みは他に類を見ません。そこで本稿ではiPLUS設立に関わった筆者がその活動について紹介いたします。

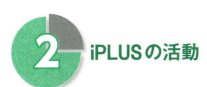

iPLUSの活動

iPLUSの活動は多職種・多大学生が参加するワークショップというかたちをとっており、参加学生の職種および所属大学は多岐にわたっています（図6-6）。ワークショップに際しては、学生が主体的に企画・運営を行い、簡単なアイスブレイクから高度な討論までさまざまな方法をとっています。本稿では紙幅の関係上、症例検討のみを解説いたします。

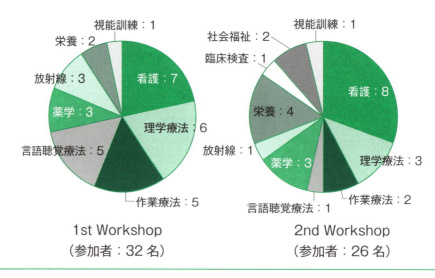

図6-6 過去2回の参加者（運営者を含めない）

参加者の所属大学（参加者数の多い順）：首都大学東京、北里大学、神奈川県立保健福祉大学、関東学院大学、埼玉県立大学、東京医療保健大学、杏林大学、城西国際大学、目白大学

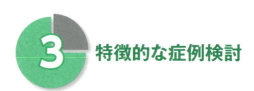 特徴的な症例検討

　iPLUSの活動では多職種・多大学の学生が集まるため、参加者それぞれの視点や課題に対する目的意識が異なり、単に症例を提示するだけでは有効な症例検討になりません。そのため、症例検討ではさまざまな仕掛けを設定しています。

　たとえば、ある会ではさまざまなイベントがあった症例に対して、家族がタイムマシンに乗って過去のイベントを二つだけ変えられるという設定を用いました。参加者が対象者の視点になる状況を設定することで、どの専門職が症例患者に対して有効な働きができるか考えられるように設定し、専門領域を踏み越えた議論を促しました（図6-7）。

　あるいは、別の会では症例検討を病院チームと在宅チームに分けて行いました（図6-8）。始めは各チームがそれぞれの対象者に対する支援を検討しますが、症例検討の中盤

Let's IPL!!!
（15：40まで）

Aさんのご主人は2回だけタイムマシンに乗って過去を変えに行くことができます。

❶ どんなターニングポイントがありましたか？

❷ どの時点にタイムトリップしますか？

❸ どんな手段を取りますか？

図6-7　症例検討における課題設定

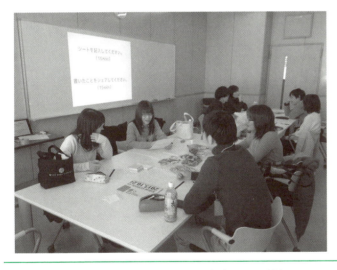

図6-8　在宅チーム（手前）と病院チーム（奥）

からそれぞれのチームの対象者が実は家族であることが判明します。これにより、二つのチームの間で情報や意見の交換、すなわち、チーム内での連携だけでなくチーム間の連携が必要になり、さらなる連携能力の拡張が学生に求められる状況を演出できます。

このように、単に症例を提示するのではなく、議論の目的を明確にし、それを促進するような仕掛けを設定しています。

　また、症例を考案し、かつ議論のファシリテーションを行うところまでの全てを学生自身が行っています。多職種が関わる症例を考案することは多職種の視点を内在化する活動であり、さらに症例検討のファシリテートをすることで、参加者からフィードバックが得られ、多職種の視点をより内在化することができます。このように、症例検討を行うだけでなく、それを考案し、ファシリテートする学生たちにとっても非常にメリットが大きいといえます。

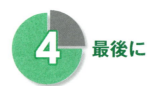

4 最後に

　筆者らは、近年の保健・医療・福祉情勢の中で、専門職に求められるものは主体的な問題解決に対する態度と能力であると考えています。故に、連携教育は学生が教員から"教わる"というかたちではなく、自らで学ぶ場を創り、"学ぶ"というかたちであるべきなのではないでしょうか。iPLUSのような主体的な連携学習を通して、連携への意識を学生が持つことは、将来の連携のための基盤になるのではないでしょうか。

　一方で、このような活動は一部の学生ではなく、より多くの学生が参加することで真価を発揮するものであり、今後は医学科学生をはじめとして、より多職種・多大学の学生が参加する活動へと展開していくことが求められています。

（小野敬済）

第6章 世界に広がるIPE学生ネットワーク

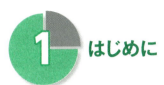

3 世界に広がるIPE学生ネットワーク

1 はじめに

　IPEは、世界の高等教育における大きなムーブメントになっています。今日、IPEは現在および将来の保健医療専門職全体にとってのグローバル戦略であるとも考えられています。具体的にIPEは、通常であれば、専門資格取得前（学部）または、専門資格取得後（大学院）の学習環境で行われます。これはIPEを受ける者が、IPEの訓練を受けた教師によって促進される学習者であることを意味します。ここでの学習者とは、個々のクライエント、コミュニティ、国民全体の利益のためにIPEを学ぶ人のことをいいます。

　世界保健機関（WHO）では専門学生を、IPEのための「変化のパートナー」および「擁護者」であると認識しています。そのため、この節では学生によるIPEへの貢献についてクローズアップします。さらに、IPE関連活動に関与している学生たちについて、WHOが選択した国においてグループ化された6つの地域内での研究成果から、インターネット上で閲覧可能なデータとして、症例報告、非公式報告、会議記録、および個別的な記録、などに基づいて報告されています。そして最後にこの章では、IPEを推進する立場において、保健医療とソーシャル・ケアの専門学生たちの将来の役割について説明します。

2 変革と擁護におけるパートナーとしての学生たち

　IPEは地方自治体における医療・保健ニーズに対処することを目的とした戦略ですが、これは高等教育システム[1]の中で、教育者への啓蒙やカリキュラムの仕組みとして促進される場合についてだけ、こうしたIPEを強化することができるのです。文献によれば、IPEは、成人学習の原則（problem-based learning and active learning sets）などが実施され、学生が実際に経験した事実を反映できるような学習方法で成果を示すことができます。その場合、学生間で積極的な交流が促進されることでしょう[9,10]。IPEはその構想以来、カリキュラムへのIPEの反映と、その長所の実現について、大学と教員、および学生に挑んできました。

　IPEの擁護者は、ゲスト・スピーカーや招待講演、または地域や病院での討論会、学生たちによる教室外での教育活動などを通じて、影響できる範囲内においてIPEの普及に成功を経験しました[11]。

　カナダの国立保健科学学生協会（NaHSSA）は、2005年に設立された世界初の全国的かつ学際的な学生協会です。この協会は全カナダの、20以上の医療・保健、ソーシャル・ケアの専門学部を含む、22の大学と短大協会などで構成されています。NaHSSAは、IPEと患者中心の医療との協同を促進し、学生間の学際的交流を促進し、IPEにおける学生擁護者たちの育成を目指しています。

　NaHSSAはカナダに拠点を置いていますが、学術、社会、地域でのイベントを組織化する観点から、連携協働演習を促進する地域のIPE学生団体間の役割モデルとして機能します。カナダ人によってもたらされた例では、大学の内外におけるIPEを効果的に運営するため、医療・保健学生と社会福祉学生がどのように基盤を構築しようとしているのかについて明確な例を示しています。

3 IPE：活動する学生たち

　2010年には、既存のIPEプログラムの実施を宣言したWHOの6つの地域の国を特定するための環境調査が実施されました。この調査の結果、幅広い保健・医療、ソーシャル・ケア専門職を含む、41の国が示されました[12]。これは、少なくとも41か国（194か国のうち21.1％）の学生たちが、学部の教育プログラムで1回またはそれ以上のIPEを体験したことを意味する可能性があります。しかしながら準備されて、よく計画されたIPEカリキュラムはとても印象的な取り組みですが、大学でIPEを推進し、その持続的な可能性を確保するためには、やはり学生主導の活動も併せて確立しなければなりません。

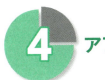
4 アフリカ地域

　南アフリカでは、ステレンボッシュ大学（Stellenbosch University）医学部および保健科学科（SUFMHS）が「多職種連携教育と協働実践」（IPEP）というプログラムを開始しました。IPEPは、機能、障害、および健康に関する国際分類（ICF）を使用して、専門職間で共通の言語を育成し、教員と学生の間でIPEを促進する能力開発を通じて、IPEを教育システムとして実用化することを目的としています[13]。IPEPでは、学習活動、ゲーム、インターン実習、および臨床実践の設定などを通じてIPEコンピテンシーを拡大するために、IPEの訓練を受けた教員たちがそれらの管理を行っています。ステレンボッシュ大学によるこのイニシアチブは、やがて2015年に、アフリカ多職種連携教育ネットワーク（AfrIPEN）の設立に繋がりました[14]。

5 北米・南米地域

　この地域は、経済的な優位性と健康への優先事項を持つ人々の国であり、英語圏、スペイン語圏、ポルトガル語圏などの国々で構成されています。この節において、学生がIPE活動を主導している注目すべき国は、米国とブラジルです。

　米国におけるIPEの中心の1つで、主要な大学はピッツバーグ大学（University of Pittsburgh）です。ピッツバーグ大学の学生たちは、専門の異なる複数の学科を横断した臨床教育コース、フォーラム、競技形式の討論会、症例検討会などを通じて、IPEを学ぶ機会を提供されています。具体的で、大規模な取り組みの1つの実際例としては、大学の保健科学学部（歯科医学、健康とリハビリテーション学、医学、看護学、薬学、公衆衛生学）の1年生600人を対象として2008年（秋学期）に開催された"Interprofessional Forum and Competition"があります。そこではIPEの重要な要素について全員が議論に参加しました。このフォーラムの終了まで、チーム・ワークの本質を探り、患者中心の医療の視点を検討し、IPEプログラムの有効性を議論したおかげで、学生たちはヘルス・ケア・チームにおける自分たちの役割と存在意義を認識することができました[15]。

　他の複数の取り組みを行いながら、ピッツバーグ大学は2014年に米国でAll Together Better Health（ATBH VII）を開催しました（注：前回は2012年に神戸市で開催されたATBH VI）。

　一方、南米のブラジルでは、2004年に保健医療専門職のための国立教育フォーラムが設立されました。この国立教育フォーラムは、14の専門学部のプログラムにおける学生と教員との間で、IPEに関する双方向的議論の促進を目的としていました。具体的には、学生たちは全国の地域

> **▶▶▶▶ 学習のポイント ◀◀◀◀**
> **ブラジルでのIPEの取り組み**
> ブラジルでIPEを学ぶ保健・医療系の学生たちは、都会にある貧しい地域社会で暮らす家族のための健康プログラムにIPEの原則を適用するように指導されている。

を基盤とした家庭医療プログラムにIPEの理論を適用することができました。一例として、ポルト・アレグレ（2009年設立）のケースがあります。そこでは、家庭医療プログラムにおいて、大学、地域社会、および主要な医療サービス間の関係性を強化するためにIPEが利用されました。この貧困に苦しむ地域社会の中で、保健・医療の専門学生や臨床家たちは、IPEの実施と協力的な実践を必要としています。彼らのクライアントの生活背景などを考慮して、専門学生とその教育者たちは双方向的なIPEを基盤としたチュートリアル教育の方法を通じて、クライアントを中心とした地域活動の方法を開発しました。姿勢矯正スクールの創設、心理サービスの紹介システムの確立、在宅ケアサービスの導入などにIPEが適用されました[16]。

6 南アジア、東南アジア地域

　この地域は、人口の多いインドとインドネシアの二つが位置する、世界でも多くの人々が住む地域です。人口の急激な増加により、その地域における保健・医療従事者数の不足と健康概念における複雑な課題は、対処をより困難にしています[9]。

　対策として、最近、インドのマニパル大学（Manipal University）はIPEにおけるリーダーシップの国際研究所を設立するため、多専門職医学教育と研究推進財団（FAIMER）とのパートナーシップを確立しました。MU-FAIMERは、インドにおけるIPE促進のための主要な中心地であり、現在は、各専門資格（医学、歯科学、代替医学、理学療法学、作業療法学、看護学、栄養学、獣医学、農科学エンジニアリング、人文科学、法律学、社会科学、および管理学）認定後の専門職に焦点化した教育を実施しています[17]。

　MU-FAIMERと並んで、マハラシュトラ保健科学大学（Maharashtra University of Health Sciences）は、イン

ドにおける保健・医療専門教育の改善と改革を主導する目的の一環として、2009年にインドで初めてのIPEをテーマとした会議を開催しました[18]。

学生が主導する改革では、とくにインドネシアの質的保健・医療専門教育（HPEQ）プロジェクトが、発展途上国の良い例として挙げられるでしょう。

2010年には、養成校の教育目標やIPEにおける健康政策への参加、連携実践についての意見交換を促進するために、インドネシアの保健・医療専門学生の間で「インドネシア保健医療学生ネットワーク」という学生サミットが開催されました。その結果、HPEQプロジェクトでは保健・医療専門教育とIPEの改善に関する二つの大規模調査研究を実施しました。その後「健康・医療専門学生は何を知るべきか」というタイトルの本が出版されました。その後、学生への教育プログラムに関するガイドラインの作成、ソーシャル・メディアによる情報の拡散、国内および国際会議でのプレゼンテーションへと続きました[19,20]。

> **学習のポイント**
> **インドネシアでのIPEの取り組み**
> インドネシアでIPEを学ぶ保健・医療系の学生たちはHPEQプロジェクトを立ちあげて、IPEの研究や出版、学術集会などを実施した。

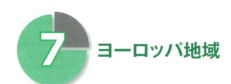

7 ヨーロッパ地域

保健・医療とQOLを促進するリーダーであると考えられているこの地域では、過去10年間、いくつかの保健・医療分野ならびに全体的な平均余命において世界的にも目覚しい進歩を遂げています[21]。

ヨーロッパがIPEの発祥地であるという前提には、Meadsら[22]が異議を唱えていますが、IPEの素晴らしい実践が数多く実施されている地域です。この節では、選択的に北欧諸国と英国の学生たちによるIPE活動について議論する予定です。

IPEは自発的であり必須ではありませんが、北欧地域の保健・医療科学のカリキュラムには明らかに組み込まれています。大学および大学と提携した保健・医療施設におけ

るIPEを促進するため、オウル大学（University of Oulu）とオウル大学応用科学学部（Oulu University of Applied Sciences）では救命医療、公衆衛生学に関する共同学部のコースにおいて、そしてデンマークのホルスターブロ地域病院、オーフス大学（Aarhus University）の保健科学科学生のための診療ガイドラインでは、教授法と学習のためのプロセスが活用されています[23]。

スウェーデンでは、臨床教育センタープロジェクトを通じて保健・医療科学プログラムを有する大学においてIPEが必要とされています[9]。

リンショピン大学（Linköping University）では1996年以来、12週間のIPEカリキュラムを学生に提供しています。これには、IPEと多職種連携学習のために確立された病院における臨床実習が含まれています。2年後には、カロリンスカ大学（Karolinska Institutet）において、学生と教員の間の内省的学習に重点をおいたIPEプログラムが実施されました。

英国にはCAIPEが存在します。CAIPEは、学生のためのIPE会議や研修会の開催をはじめ、ヨーロッパ内外のIPEカンファレンスに参加したい資格のある学生に提供される寛大な奨学金の提供事業でも毎年、政府に協力して実施しています。

さらにCAIPEは、IPEにおける学生の関与レベルをさらに高めるため、CAIPEの理事会メンバーに学生の代表者が参加することを奨励しています。これはIPE推進の観点から、戦略的IPE委員会と連絡をとり、学生イベントを組織したり、保健医療福祉専門家やサービス利用者と一緒に活動する学生にのみ与えられる特別な立場なのです[24]。

> ▶▶▶▶ 学習のポイント ◀◀◀◀
> **CAIPEの取り組み**
> ヨーロッパ内外のIPE学会に参加する資格のある学生に提供される多くの奨学金はもちろんのこと、学生の学術集会や研修はCAIPEとの連携によって方向性が示されながら定期的に開催されている。

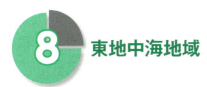

8 東地中海地域

さらに東へ行くと、この地域は現在、IPEへ新たな関心

を示しているようです。この節では、トルコの学生を対象としたIPEへの自発的活動を紹介します。

トルコにおけるIPEイニシアチブは、教育者や研究者が保健・医療や社会福祉の分野において主導してきました。トルコにIPEを導入するための効果的な戦略は、2011年にトルコ高等教育審議会（Turkish Higher Education Council）が主催する第1回国際会議での発表から始まりました[25]。

こうした動きは、学生や保健医療福祉の専門家にIPEの教育、研究の実施、政策立案者への報告書の作成を目的にしていましたが、トルコ多職種間コミュニティ（TIPE）設立の幕開けとなりました。これまでに学生が主導したIPE活動は記録されていませんが、TIPEの設立にはトルコの大学院生が含まれています[26]。

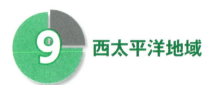

9 西太平洋地域

この地域には世界人口の4分の1以上、18億人が住んでいます。地理的には、日本から、南のオーストラリア、フィリピンと東にあるポリネシアの多数の島々が含まれます。

言語の最も多様な場所の1つであることが知られているこの地域は、発展途上国と先進国が混在しています。この多様性は、日本、フィリピン、香港、オーストラリアにおけるIPEの学生活動でも適用されます。

2005年、埼玉県立大学（SPU）は、日本の文部科学省の大学教育改革のための助成金を受けました。その結果、SPUは日本で最初のIPEのための国際会議を開催し、その後、2008年にJAIPEを設立する契機を作りました。

その他の大学では、カナダや英国との間においてIPEを基盤とした学生や教員の国際交流が行われました。例として、首都大学東京健康福祉学部とサウサンプトン大学

（University of Southampton）、ロンドン大学セント・ジョージ校（St George's University of London）、キングストン大学（Kingston University）との国際学生交流、IPEの研究・研修のためのWHOコラボレーション・センターの設立（群馬大学）などがあります[27,28]。

2012年、日本はアジアで初めて第6回ATBH学術集会（ATBH VI）を開催しました。ATBHでは研究プレゼンテーションやシンポジウム、講演会などだけではなく、ヘルス・ケア・チーム・チャレンジ（HCTC）を結成した学生会議も開催されました。HCTCは学生間の競争的な挑戦プロジェクトであり、異なる専門性で組まれた2～3名の学生チームが仮説的なケースの研究を行っています。この競技の目的は、学生がケースに基づいてチーム・ベースでの評価、マネジメント、退院計画を立てて提示する仕組みです。教育者、研究者、またはサービス利用者の3名の裁定者により評価されて優勝チームとすべてのチームの順位が確定します。

IPEに取り組んでいる大学では、大学内にIPEを促進することに焦点を当てた学生組織も形成されました。群馬大学では、IPEの訓練、プロモーション、研究を通じて、さまざまな保健医療プログラムの学生を集めることを目的としたインタープロフェッショナル教育評議会（SIPEC）の創設を呼びかけました。これは大学を拠点とした学生組織です[29]。

首都大学東京は、JIPWEN（Japan Interprofessional Working and Education Network）を設立した11大学の一つです。2015年に学生自身が主導して「多職種連携サークルiPLUS」と呼ばれる学生組織が立ち上がりました。北里大学、帝京平成大学などの他大学の保健医療福祉学生たちと共同で、IPLワークショップの開催や事例ベースでの学習活動を通じて共に学び合っています。

日本で開催されるIPE研修は、フィリピンの一部の保健・医療科学の教員にIPEの原則を伝える機会を与えました。フィリピンの作業療法士アカデミーのリーダーシップ

> ▶▶▶▶ 学習のポイント ◀◀◀◀
> **フィリピンでの
> IPEの取り組み**
> フィリピンでIPEを学ぶ保健・医療系の学生たちは、キャンプ、学生討論会、症例検討会、学生ワークショップなどを通じて、学部生の時からIPEを体験している。

のもとで、フィリピンの作業療法学生のための全国組織である作業療法学生組合（OTSA）が主催する学生イベントがあり、そこでIPEの教育を積んだフィリピン人によりIPEが広く周知されました（Philippine Academy of Occupational Therapists inc.）。この自発的活動は、IPEを支持していくために適切かつ現実的な動きであると考えられていました[11]。2013年および2014年のOTSAで二つのイベントが開催されました。そこに参加した作業療法学生により、適合的なHCTC活動が実践されたのです[30-32]。

香港大学（The University of Hong Kong）も、この地域のIPEの先駆者です。保健・医療専門学生向けのプロフェッショナル・チーム・ベース・ラーニング（IPTBL）プログラムを通じて、二つの大学（他はHong Kong Polytechnic University）からの7つの学部プログラムにまたがる500人以上の学生が、IPEの応用学習を促進する小グループの相互交流ディスカッションに参加しました[33]。

この地域では、オーストラリアが一番早くIPEを導入しています[34]。学生主導のIPE活動に関して、オーストラリアはHFTC（Health Fusion Team Challenge）を通じてIPE推進のための学部生、新卒者、さらには高校生まで集める能力を示しています。ブリティッシュ・コロンビア大学（University of British Columbia）のプログラムに基づくこのIPE学生組織は、「オーストラリアにおいて専門の異なる保健・医療専門学生と臨床家との間でより緊密な連携体制を構築することにより、変化する職場環境に対応しうる準備を行わせること」を目指しています[35]。

> ▶▶▶▶ 学習のポイント ◀◀◀◀
> **オーストラリアでの
> IPEの取り組み**
> オーストラリアのIPEには、通常の教育課程で学生が集中的に受けるIPEトレーニングやワークショップの他に、2日間にわたって実施されるHFTCの存在がある。HFTCとは、チーム同士による競技（事例の演劇を審査員が評価する）などを通じて、楽しみながら学び合う年1回の学生会合である。学生たちはこうしたさまざまな教育機会を通じて、IPEの理解が推進される。

HFTCでは、4〜6名の保健・医療科学の学生（資格取得前）を集めて2日間にわたる集中的なIPEトレーニング、ワークショップ、および競技会である「Australian Health Fusion Team Challenge」（Oz HFTC）を開催します。

オーストラリア、ニュージーランド、およびその他の国

の大学から招へいされたこの会議は、それぞれの国の最高のIPEチームを招いて、よりハイレベルのIPEへの到達を目指して行われます。

（Michael Palapal Sy　翻訳：大嶋伸雄）

引用文献

1) CAIPE：Principles of Interprofessional Education. CAIPE, 2015.
2) Meads G, Ashcroft J et al.：The Case for Interprofessional Collaboration. Blackwell Publishers, 2005.
3) Barr H, Freeth D et al.：Effective Interprofessional Education；Argument, Assumption and Evidence. Blackwell Publishers, 2005.
4) 大嶋伸雄，高屋敷明由美，他：英国における保健医療福祉教育（IPE）の発展と現状．リハビリテーション連携科学 8：16-26，2007．
5) 日本保健医療福祉連携教育学会（JAIPE）：ホームページ．JAIPE (Online),〈https://www.jaipe.net/〉,（accessed, 2017-11-15）．
6) 日本インタープロフェッショナル教育機関ネットワーク（JIPWEN）：ホームページ．JIPWEN (Online),〈http://jipwen.dept.showa.gunma-u.ac.jp/jp/〉,（accessed, 2017-11-15）．
7) 大嶋伸雄，渡邊秀臣，他：All Together Better Health VI (2012) Final Report. All Together Better Health VI 事務局，2013．
8) 大嶋伸雄，木下正信，他：チームで支える QOL；ひろがる連携教育（文部科学省平成 21 年度「大学教育充実のための戦略的大学連携支援プログラム」最終事業報告書）．新潟医療福祉大学内 IPE 大学連携統合事務局，2012, pp58-65．
9) World Health Organization：Framework for action on interprofessional education & collaborative practice. World Health Organization, 2010.
10) Freeth D, Hammick M et al.：Effective interprofessional education；Development, delivery, and evaluation. Wiley-Blackwell, 2005.
11) Barr H, Low H：Introducing interprofessional education. Center for Advancement in Interprofessional Education, 2013.
12) Rodger S, Hoffman SJ et al.：Where in the world is interprofessional education? A global environmental scan. Journal of interprofessional care 24：479-491, 2010.
13) Stellenbosch University Faculty of Medicine and Health Sciences：Report of the Interprofessional Education and Practice (IPEP). Stellenbosch University (Online),〈http://www.sun.ac.za/english/faculty/healthsciences/chpe/Documents/IPEP%20Report%20March%202015.pdf〉,（accessed, 2017-8-24）．
14) Barnard M：Interprofessional education in Africa expanded. Stellenbosch University (Online),〈http://www.sun.ac.za/english/Lists/news/DispForm.aspx?ID=4392〉,（accesed,2017-4-27）．
15) Meyer SM：Interprofessional forum and competition, University of Pittsburgh. Journal of allied health 39(Suppl)：139-140, 2010.
16) World Health Organization：Interprofessional collaborative practice in primary health care；Nursing and midwifery perspectives. World Health Organization, 2013.
17) Manipal University：Report of the national workshop on interprofessional education and practice. Manipal University (Online),〈https://manipal.edu/mcon-manipal/mcon-manipal-news/mcon-manipal-news-list/report-of-workshop0.html〉,（accessed, 2017-8-24）．
18) Bansal P, Jamkar A：Faculty development in health professions education-The health sciences university model-Interprofessional education leadership in action (Forman D, Jones M et al. (Eds.)：Leadership development for interprofessional education and collaborative practice). Palgrave Macmillan, 2014, pp151-161.
19) Health Professional Education Quality Project：Your guide to HPEQ. Indonesian Health Professional Student Organizations Alliance for Education, 2011.

20) Health Professional Education Quality Project：Health professional students should know! Indonesian Health Professional Student Organizations Alliance for Education, 2012.
21) World Health Organization：Better, more equitable and sustainable health for Europe. World Health Organization, 2016.
22) Meads G, Ashcroft J et al.：The case for interprofessional collaboration in health and social care. Wiley-Blackwell, 2005.
23) Jakobsen F, Fink A et al.：Interprofessional undergraduate clinical learning；Results from a three year project in a Danish Interprofessional Training Unit. Journal of interprofessional care 23：30-40, 2009.
24) Center for the Advancement of Interprofessional Education (CAIPE)：Statement of purpose. CAIPE(Online), 〈https://www.caipe.org/governance/policies〉, (accesed, 2017-8-8).
25) Domac S, Dokuztug-Ucsular F：New horizons for interprofessional education in Turkey. Key note paper. International Higher Education Congress, 2011.
26) Yildirim A, Domac S et al.：Turkey；A good model of IPE networking for countries who plan to start IPE. Conference presentation, Istanbul, Turkey, November 2013.
27) Makino T, Shinozaki H et al.：Attitudes toward interprofessional healthcare teams；A comparison between undergraduate students and alumni. Journal of Interprofessional Care 26：100-107, 2012.
28) Barr H：Interprofessional education；The genesis of a global movement. Center for Advancement in Interprofessional Education, 2015.
29) Gunma University：IPE training course 2013 at Gunma University. Gunma University (Online), 〈https://whocc.health.gunma-u.ac.jp/wp-content/uploads/2013/08/IPE_training_course_report.pdf〉, (accessed, 2017-8-24).
30) Sy MP：Interprofessional education and collaborative practice on Philippine soil. OTAPahina Occupational Therapy Association of the Philippines Inc, 2013.
31) Sy MP：Interprofessional education and collaborative practice；Pagtutulungan at sinerhiya ng ma propesyon. Occupational Therapy Students Assembly(Self-archived work), 2013, pp1-2.
32) Panotes AA：An insight；Health care team challenge. Occupational Therapy Students Assembly (Self-archived work), 2014, pp2-3.
33) The University of Hong Kong：Learning to work in teams；Interprofessional learning for health students. The University of Hong Kong (Online), 〈https://tl.hku.hk/2016/03/learning-to-work-in-teams-interprofessional-learning-for-health-students/〉, (accessed, 2017-8-24).
34) Piggott B：Multi-disciplinary teaching in the community care unit. R.P.A.Magazine(Winter Issue), 1975.
35) Health Fusion Team Challenge：About the HFTC. Health Fusion Team Challenge (Online), 〈http://www.healthfusionteamchallenge.com/01_cms/details.asp?ID=1〉, (accessed, 2017-8-24).

参考文献

CAIPE：Asia Pacific Interprofessional Education and Collaboration Conference 2017 (APIPEC)-(Indonesia). CAIPE(Online), 〈https://www.caipe.org/event/asia-pacific-interprofessional-education-collaboration-conference-2017-apipec-indonesia〉, (accessed, 2017-12-07).

本書全体への参考文献

大嶋伸雄，他：Interprofessinal Education の理念に基づく複数学科学生セミナーの効果．作業療法24巻，2002．

大塚眞理子，大嶋伸雄，他：インタープロフェッショナル教育の現状と展望．Quality Nursing 10：6-12，2004．

大塚眞理子，丸山優，他：事例を用いたインタープロフェッショナル演習の学習効果；埼玉県立大学紀要7巻：21-25，2005．

菊池和則：多職種チームの3つのモデル．社会福祉学39：273-290，1999．

平田美和，大嶋伸雄，他：インタープロフェッショナルワークにおける多職種の役割．埼玉県立大学紀要6：47-52，2004．

平田美和，大嶋伸雄，他：ヘルスケアチームとしての連携・協働の実習教育の試み．埼玉県立大学紀要4：145-150，2003．

二木淑子，能登真一（編著）：標準作業療法学 作業療法学概論（第3版）．医学書院，2015，pp100-111．

Barrett G, Sellman D et al.：Interprofessional Working in Health and Social Care；Professional Perspectives. Palgrave Macmillan Published, 2005.

Department of Health：Every Child Matters. The Stationery Office (TSO) (Online),〈https://www.gov.uk/government/uploads/system/uploads/attachment_data/file/272064/5860.pdf〉,（accessed, 2018-01-15）.

Endoh K, Magara A et al.：Development and Practice of Interprofessional Education in Japan. 戦略的大学連携21出版，2012．

Freeth, D, Hammick M et al.：Effective Interprofessional Education；Development, Delivery, and Evaluation. Blackwell Publishers, 2005.

Karolinska Institutet：All Together Better Health Ⅳ, Final Programme and Abstract Book. Inter ED, 2008.

Koppel I, Reeves S et al.（髙橋榮明・監修，大嶋伸雄，他・監訳）：Effective Interprofessional Education. 戦略的大学連携21出版，2011．

Meads G, Ashcroft J（髙橋榮明・監修，大嶋伸雄・監訳）：The Case for Interprofessional Collaboration. 戦略的大学連携21出版，2011．

WHO：Framework for Action on Interprofessional Education & Collaborative Practice. WHO, 2010.

索引

[欧文、数字]

adjourning（散会） 103
ADL →日常生活動作（ADL）の項を参照
ALACTモデル 143
All Together Better Health（ATBH） 195, 206
　　──VI 195, 196, 197, 211
CAIPE 18, 20, 195, 209
COPD →慢性閉塞性肺疾患（COPD）の項を参照
CT →コンピュータ断層撮影（CT）の項を参照
disciplinary
　　Inter── 18
　　Multi── 18
DMAT 39
FIM →機能的自立度評価表（FIM）の項を参照
forming（形成） 100
Generalist 16, 140
Generality 14, 24, 140
GP →総合診療医（GP）の項を参照
HFTC 212
IADL →手段的日常生活動作（IADL）の項を参照
ICF 48
　　──の構成要素 48
　　──の特徴 49
　　──の目的 48, 49
ICIDH →国際障害分類（ICIDH）の項を参照
ICT →情報通信技術（ICT）の項を参照
Inter 19, 115
Interprofessionalの視点 16
IPC 1, 7, 19
IPE 1, 18, 19, 22, 194
　　──の阻害要因 43
　　──の定義 20, 21
　　──の必要性 2
　　──の目的別階層構造 27
IPL 21
iPLUS 199, 211
IPW 1, 4, 7, 19
JAIPE →日本保健医療福祉連携教育学会（JAIPE）の項を参照
JIC 20, 195
JIPWEN →日本インタープロフェッショナル教育機関ネットワーク（JIPWEN）の項を参照
MRI →磁気共鳴画像診断（MRI）の項を参照
Multi 19, 115
　　──professional教育 19
NaHSSA 204
NHS →国民保健サービス（NHS）の項を参照
norming（統一） 101
NP →診療看護師（NP）の項を参照
OTC医薬品 60
Patient Education 167
performing（機能） 102
Specialist 16, 140
Speciality 14
storming（混乱） 100
TBL 174

[あ]

アルコール依存 127, 156
あん摩マッサージ指圧師 79

[い]

医業 55
医行為 55
　　絶対的── 63
　　総体的── 62
医師 55
一般教養 11
一般性 11, 12, 13, 14, 24
医療 10
　　──クラーク 79
　　──のコスト 169
　　──ロジスティックス 165
インフォームド・コンセント 56

[う]

うつ病 9, 36, 37, 38
　　──スパイラル 38
運動療法 68

[え]

衛生 10
栄養管理計画 85
栄養士 73
エコマップ 34, 35
嚥下訓練 71
嚥下障害 71
援助プラン 34
援助目標 43

[か]

介護支援専門員 →ケアマネジャーの項を参照
介護福祉 76
介護福祉士 76
外在化 140
かかりつけ医 13

核医学診断装置　64
学際性　3, 124
　　　──教育　2, 3
加算モデル　124, 125
家族システム論　126
可動域　68
看護師　62
　　　准──　62
看護専門職　60
患者教育　10, 167
カンファレンス　179
　　　──自己評価　188, 189
管理栄養士　73

[き]
キーパーソン　127
記憶障害　179
義肢　74
義肢装具士　74
犠牲者作り　119
気づき　139
機能的自立度評価表（FIM）　180, 186
基本的動作能力　67
虐待
　　　身体的──　151
　　　心理的──　151
　　　性的──　151
客観性　140
キュア　29
きゅう師　79
救急救命士　79
教育目標の違い　43
共依存　127
凝集性　138
共通する専門性　5
均一性の欠如　42

[く]
クリニカル・ディレクター　100
クリニカル・パス　105
グループ・シンク　110

[け]
ケア　29
ケアマネジメント　76
ケアマネジャー　15, 76
経済効果　19
傾聴力　132
ケース
　　　──教材　175
　　　──マネジメント教育　2
　　　──メソッド教育　174

ゲシュタルト　143
血液透析機器　65
健康教育　10
言語障害　71
言語聴覚士　71
検体検査　66

[こ]
抗菌薬　86
口腔ケア　72
口腔内の病気　58
公衆衛生　61
公認心理師　79
後発医薬品（ジェネリック医薬品）　59
誤嚥性肺炎　71
国際障害分類（ICIDH）　47
国民保健サービス（NHS）　18, 168
個人因子　50
個人主義　135, 136
子ども虐待　150
　　　──のスペクトラム　152
　　　──の定義　151
コミュニケーション　45
　　　──力　46
コンピュータ断層撮影（CT）　64

[さ]
サービス担当者会議　33
在宅栄養サポート　89
在宅療養支援診療所　87
作業療法　68
作業療法士　68
産業医　57
産業保健　36

[し]
ジェノグラム　33, 34
歯科
　　　──医師　57
　　　──衛生士　72
　　　──技工士　73
磁気共鳴画像診断（MRI）　64, 67
自己主張　132, 133
自己抑制　132, 133
自助患者　68, 168
シナジー　98
視能訓練士　70
社会資源　78
社会福祉士　→ソーシャルワーカーの項を参照
集団思考　110
集団主義　135, 136
集団的浅慮　110, 120

柔道整復師　79
手段的日常生活動作（IADL）　69
障害　50
障害者スポーツ　74
乗算モデル　124，125
情報通信技術（ICT）　45，84
初期診療　13
褥瘡　84
助産師　61
助産所　62
人工呼吸器　65
診察　56
侵襲性　56
診断　56
信念対立解明アプローチ　107
診療看護師（NP）　166
診療所　57
診療の補助　62
診療放射線技師　63，64

[せ]
斉一性　122
生活機能　50
省察　141
　　回顧的な――　144，145
　　活動過程における――　144，145
成熟した人間関係　19
精神運動領域　69
精神障害　77
精神保健福祉士　77
生命維持管理装置　65
生理学的検査　67
絶対的看護行為　62
専門職制度　44
専門性　13，14
　　――の背景　44
専門的役割の希薄化　40
専門用語　33，44

[そ]
装具　74
総合診療医（GP）　13，14，57，166
ソーシャル・ケア　94
ソーシャル・ローフィング　109
ソーシャルワーカー　75，76
　　医療――　78
阻害因子　50
促進因子　50
組織間連携　160
組織の相違　41
尊敬意識　23

[た]
ダイバーシティ　98，107
多重問題　155
多職種連携
　　――学習　→IPLの項を参照
　　――教育　→IPEの項を参照
　　――協働　→IPC、IPWの項を参照
　　――実践　→IPC、IPWの項を参照
　　――の階層性　32
　　災害時の――　164
　　地域における――　32
単身世帯　154

[ち]
地域医療　32
地域ケア　32
　　――会議　90
地域で働く専門職　53
地域包括ケアシステム　89
チーム　96，117
　　――医療　81
　　――ダイナミクス　99，108
　　――という神話　118
　　――の阻害要因　40，120
　　――の倫理問題　121
　　――マネジメント　23
　　――ミーティング　30，32
　　――ワークの位置づけ　115
　　医療――　81
　　医療安全管理――　82
　　医療機器安全管理――　82
　　栄養サポート――　82，85
　　感染制御――　82，86
　　緩和ケア――　82
　　救急医療――　82
　　口腔ケア――　82
　　呼吸ケアサポート――　82
　　周術管理――　82
　　褥瘡対策――　82
　　摂食嚥下――　82，85
　　糖尿病――　82
　　リハビリテーション――　82
チャイルドファースト　151
注意障害　178
聴覚障害　71
調剤　59

[て]
ディスカッション　174
　　――リーダー　174，176
電子カルテ　84

[と]
特定行為研修制度　63
徒手的療法　68

[に]
日常生活動作（ADL）　69, 180
日本インタープロフェッショナル教育機関ネットワーク（JIPWEN）　195, 211
日本保健医療福祉連携教育学会（JAIPE）　195
認知行動療法　107

[ね]
ネグレクト　151

[は]
背景因子　50
はり師　79
パンデミック　87

[ひ]
東日本大震災　38, 39, 162
非同調的傾向　136
ヒューリスティック　100
病院　57
　　──の機能　32
貧困　154

[ふ]
ファシリテーション　189
　　──型リーダーシップ　189
物理療法　68
プライマリ・ケア　57
フレイル　58
　　オーラル──　58
プロフェッショナル
　　インター──　116
　　トランス──　116
　　マルチ──　116
分裂　119

[へ]
ヘルス　29
ヘルスケア・チーム　29, 36, 37
　　──チャレンジ　211
　　──の定義　29

[ほ]
報酬のための競争　42
他の専門職と連携できる能力　7
保健　10
　　──医療　76
　　──師　61

ホモフィリー　95

[ま]
学びの共同体　175
マネジメント　123
マネジャー目線　24
慢性閉塞性肺疾患（COPD）　169

[め]
メタ認知　140
　　──能力　125
メンバーシップ　95, 188

[や]
薬剤師　59
薬事衛生　59

[よ]
横の組織　41
予防　36

[り]
リアリスティック・アプローチ　143
リーダー　24, 26
リーダーシップ　25, 26
　　──教育　27
　　──の機能　26
　　──の分断　119
　　──のレベル　27
理学療法　68
理学療法士　67
理想化　119
リフレクション　119, 141, 142, 143
リフレクティブ・アプローチ　94
リベラルアーツ　11
利用者中心　22
療養上の世話　62
臨床検査技師　66
臨床工学技士　65
臨床心理士　78

[れ]
連携
　　──の重要度　31, 163
　　──の短所　122
　　──の長所　121
　　──の類型　116
　　広域──　39

[ろ]
ロービジョンケア　70

装幀…どいちはる

ラーニングシリーズ　IP（インタープロフェッショナル）
保健・医療・福祉専門職の連携教育・実践
③はじめてのIP　連携を学びはじめる人のためのIP入門

2018年3月27日　初版第1刷発行Ⓒ
2023年3月27日　　　　　第2刷発行Ⓒ

編　著　者		大嶋伸雄
発　行　者		中村三夫
発　行　所		株式会社　協同医書出版社
		〒113-0033　東京都文京区本郷3-21-10
		電話03-3818-2361　ファックス03-3818-2368
		郵便振替00160-1-148631
		http://www.kyodo-isho.co.jp/　　E-mail：kyodo-ed@fd5.so-net.ne.jp
D　T　P		Kyodoisho DTP Station
印刷・製本		横山印刷株式会社

ISBN 978-4-7639-6031-3　定価はカバーに表記

JCOPY〈(社)出版者著作権管理機構　委託出版物〉

本書の無断複写は著作権法上での例外を除き禁じられています．複写される場合は，そのつど事前に，(社)出版者著作権管理機構（電話03-3513-6969，FAX 03-3513-6979，e-mail：info@jcopy.or.jp）の許諾を得てください．

本書を無断で複製する行為（コピー，スキャン，デジタルデータ化など）は，「私的使用のための複製」など著作権法上の限られた例外を除き禁じられています．大学，病院，企業などにおいて，業務上使用する目的（診療，研究活動を含む）で上記の行為を行うことは，その使用範囲が内部的であっても，私的使用には該当せず，違法です．また私的使用に該当する場合であっても，代行業者等の第三者に依頼して上記の行為を行うことは違法となります．